Physical Assessment
Complete Guide Series

フィジカルアセスメント徹底ガイド

循環

中山書店

[執筆者一覧]

◎編集
三浦稚郁子　榊原記念病院看護部長

◎執筆（執筆順）
三浦稚郁子　榊原記念病院
山内　英樹　千葉県循環器病センター（集中ケア認定看護師）
濱野利江子　りんくう総合医療センター市立泉佐野病院（集中ケア認定看護師）
伊与　恭子　日本医科大学付属病院（集中ケア認定看護師）

序　文

　フィジカルアセスメントとは，私たちの手や，耳，目，口などを使って，視診，聴診，打診，触診，問診などのフィジカルイグザミネーション（身体診査）で得られた情報により，患者さんの身体状況をアセスメントすることですが，診断や検査の技術が進歩した近年，看護師には，フィジカルイグザミネーションで得られた情報だけではなく，各種の検査法で得られた情報と合わせて，病態を総合的に判断して対応することが求められています．しかし，循環器領域は難しくてわからないという苦手意識を持つ方が多く，フィジカルアセスメントスキルに不安をもっている看護師の方も多いのではないでしょうか．

　本書は，循環器領域に携わる看護師のフィジカルアセスメントガイドとなるように以下のような構成で作成しました．

1. 難しいと敬遠されがちな循環器の解剖生理をわかりやすく図解
2. フィジカルアセスメントに必要なフィジカルイグザミネーションの基本技術を写真で表示
3. 循環器の病態を理解するために必要な検査とその結果の見方をわかりやすく解説
4. 代表的な循環器疾患の症状，必要な検査，主な治療の内容，看護のポイントを見開き1枚で説明

　主な執筆は，現場の第一線で活躍されている集中ケア認定看護師の方々にお願いしました．フィジカルイグザミネーションでは，心音を聴取することや，心雑音を聞きわけることに苦手意識をもっている方も多いかと思いますが，山内先生にわかりやすく解説していただきました．また，心エコーや核医学検査，心血管造影などを理解することも，非常に困難ですが，濱野先生に写真や映像に合わせた図をご用意いただき，非常にわかりやすくなっています．伊与先生には，「この疾患はこれがポイント！」と一目でわかるように，複雑な循環器疾患をコンパクトにまとめていただきました．

　循環器領域では，常に患者の傍にいて観察している看護師の判断が，患者の生命を左右するようなこともありますので，高いフィジカルアセスメントスキルが必要となります．この本が，循環器疾患のケアに携わる看護師や医療従事者のフィジカルイグザミネーション技術とフィジカルアセスメントスキルの向上に役立つことにより，患者ケアに還元できることを祈念しています．

　最後になりましたが，山内先生，濱野先生，伊与先生には，ご多忙の中，本書の執筆を賜り，大変感謝しております．また，出産間際まで編集に尽力いただきました中山書店の佐藤武子さんにもお礼を申し上げます．

2011年2月

三浦稚郁子

本書を読む前に　フィジカルアセスメントを理解する

　フィジカルアセスメントとは，患者を観察し，可能ならばインタビューによって健康歴の主観的情報を聞き，観察と科学的な検査，さらにフィジカルイグザミネーション（身体診査）を行い，これらの情報を統合して患者の健康問題について評価することである．

　具体的には，これらは以下の3つのステップによって構成され（図1），別々に，あるいはほぼ並行して行われることが多い．

　基本情報インタビューと系統的インタビューは，問診によって導き出される主観的情報である．一方，一般状態の観察，検査データ，系統的フィジカルイグザミネーションは客観的情報として位置づけられる．

ステップ1　基本情報を得るインタビュー（基本情報インタビュー），一般状態の観察，種々の検査データによるスクリーニング
ステップ2　系統的インタビューによるシステムレビュー
ステップ3　身体を医療者のスキルによって診査する系統的フィジカルイグザミネーション

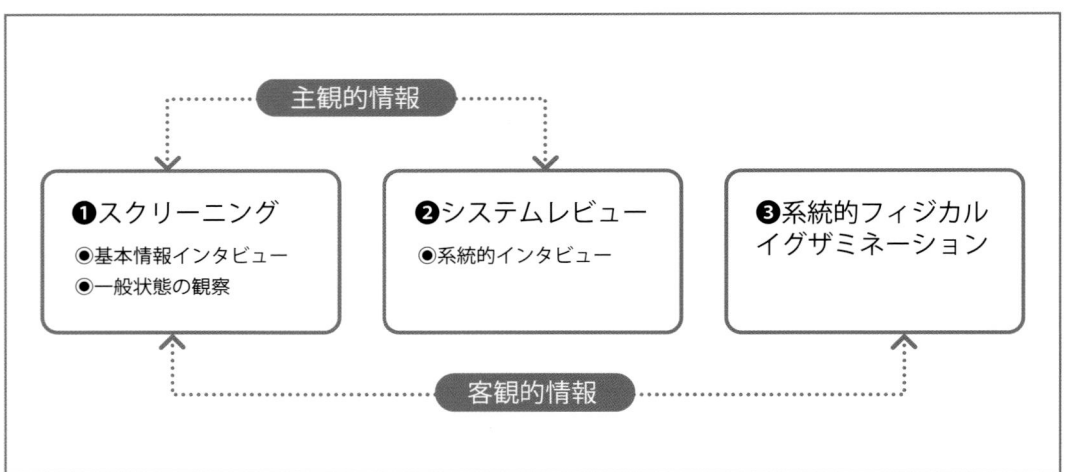

図1　フィジカルアセスメントの3つのステップ

フィジカルイグザミネーションとフィジカルアセスメントの違い

　フィジカルアセスメントとフィジカルイグザミネーションが混同して用いられることが多い．しかし，左記のフィジカルアセスメントの定義からは，フィジカルイグザミネーションがフィジカルアセスメントに包含されるものだとわかるだろう．

　フィジカルイグザミネーションは，視診，触診，打診，聴診，嗅診によって構成される．その主な目的は，①患者の健康状態のベースラインのデータ収集，②既往歴などから補足データの確認，あるいは反論，③医学判断の確認と確定，④患者の健康状態の変化および治療方法に関する臨床判断，⑤治療・ケアの生理学的アウトカムの評価である．

フィジカルアセスメントに求められるスキル

　フィジカルアセスメントのための情報収集では，意図的に目的をもったインタビューのための技術や，精度の高い検査方法，正しい診査技術が基本的に求められる．そのうえで，データの意味するところを関連づけ，統合できる専門的知識と，洞察力をもって判断・評価することが必要となる．経験の積み重ねによる洗練された技術や知識も大きな力となる．

　ある特定の疾病や症状をもつ患者のフィジカルアセスメントを行う場合にも，特定範囲に関連した項目・事柄はもちろんのこと，頭頸部・顔，上肢，胸部・背部，腹部，消化管，生殖器，下肢，筋・骨格系，神経系の状態までを頭からつま先まで（head to toe）チェックすることが基本となる．そして，種々の検査データやモニタリングデータ，患者の主観的情報を組み合わせ，特定範囲だけでなく，統合的に全身状態と関連づけてアセスメントすることが重要である．

　したがって，正常と異常とを区別するための解剖生理，疾病，病態などに関する基本的知識を得るための幅広い学習や，診査の結果を有益なものにするための技術訓練を重ねることなしには，フィジカルアセスメントの精度を高めることはできない．

　本シリーズが皆さんのフィジカルアセスメントのスキルアップに結びつけば幸いである．

もくじ

執筆者一覧　ii

序文　iii

本書を読む前に〜フィジカルアセスメントを理解する　iv

1章　循環機能とは
1-1	心臓	／　三浦稚郁子	2
1-2	血管	／　三浦稚郁子	8
1-3	循環のしくみ	／　三浦稚郁子	10

2章　フィジカルイグザミネーションの実際
2-1	視診	／　山内英樹	16
2-2	触診	／　山内英樹	20
2-3	聴診	／　山内英樹	24

3章　フィジカルアセスメントに必要な検査
3-1	心電図	／　三浦稚郁子	36
3-2	胸部X線	／　濱野利江子	52
3-3	心エコー	／　濱野利江子	62
3-4	心筋血流シンチグラフィ	／　濱野利江子	77
3-5	冠動脈造影検査	／　濱野利江子	85
3-6	肺動脈カテーテル検査	／　濱野利江子	93

4章　代表疾患のフィジカルアセスメント

4-1	狭心症　／　伊与恭子	102
4-2	心筋梗塞　／　伊与恭子	105
4-3	心室中隔穿孔　／　伊与恭子	108
4-4	心原性ショック　／　伊与恭子	110
4-5	心膜炎　／　伊与恭子	112
4-6	感染性心内膜炎　／　伊与恭子	114
4-7	心筋炎　／　伊与恭子	116
4-8	心筋症　／　伊与恭子	118
4-9	三尖弁閉鎖不全症　／　伊与恭子	120
4-10	僧帽弁狭窄症・閉鎖不全症　／　伊与恭子	122
4-11	大動脈弁狭窄症・閉鎖不全症　／　伊与恭子	124
4-12	急性左心不全　／　伊与恭子	126
4-13	右心不全　／　伊与恭子	128
4-14	大動脈炎症候群（高安病）　／　山内英樹	130
4-15	真性大動脈瘤　／　山内英樹	132
4-16	急性大動脈解離　／　山内英樹	134
4-17	高血圧性心疾患　／　山内英樹	136

索引　138

1 循環機能とは

1-1 心臓
1-2 血管
1-3 循環のしくみ

1-1 心臓

- ヒトが生命を維持するためには，酸素が必要である．
- 心臓は，呼吸器から取り込まれた酸素を血管を介して全身の臓器へ送るポンプの役割を果たしている．

心臓の位置

心臓は，胸骨の裏側，中縦隔にあり，左右の肺のほぼ中間（やや左より）にあり，左心房と左心室がやや後ろ側になるように位置している．

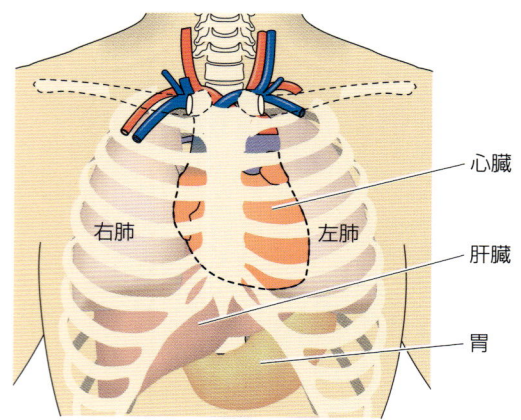
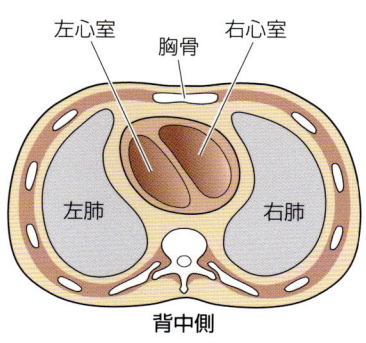

心臓壁の構造

- 心臓壁は，外側から大きく心外膜，心筋層，心内膜の3層に分かれている．
- 心外膜には，線維性心膜と漿膜性心膜がある．漿膜性心膜は，漿膜性壁側心膜と漿膜性臓側心膜があり，その間を心膜腔とよび，10～20cc程度の少量の心嚢液が貯留している．

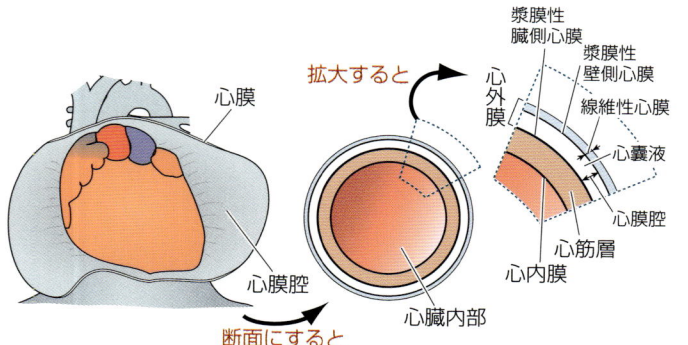

●心膜の機能

機械的機能	心臓の大きさやしなやかさを調節する
膜機能	摩擦の緩和や炎症を防御する
靭帯機能	心臓の位置を保つ

心臓内部の構造と機能

- 心臓内部は，右心房と左心房，右心室と左心室の4部屋に分かれている．
- 右心房と右心室は，体循環で二酸化炭素化された血液を肺循環に送る役割を担っている．
- 左心房と左心室は，肺循環で酸素化された血液を体循環に送る役割を担っている．

右心房（RA）
- 上・下大静脈から流入した静脈血液を右心室に送る役割を担っている
- 冠状静脈洞も開口している
- 右心房と右心室の間には，三尖弁があり，血液の逆流を防止している

左心房（LA）
- 左右の上・下肺静脈から流入した動脈血を左心室に送る役割を担っている
- 左心房と左心室の間には，僧帽弁があり，血液の逆流を防止している

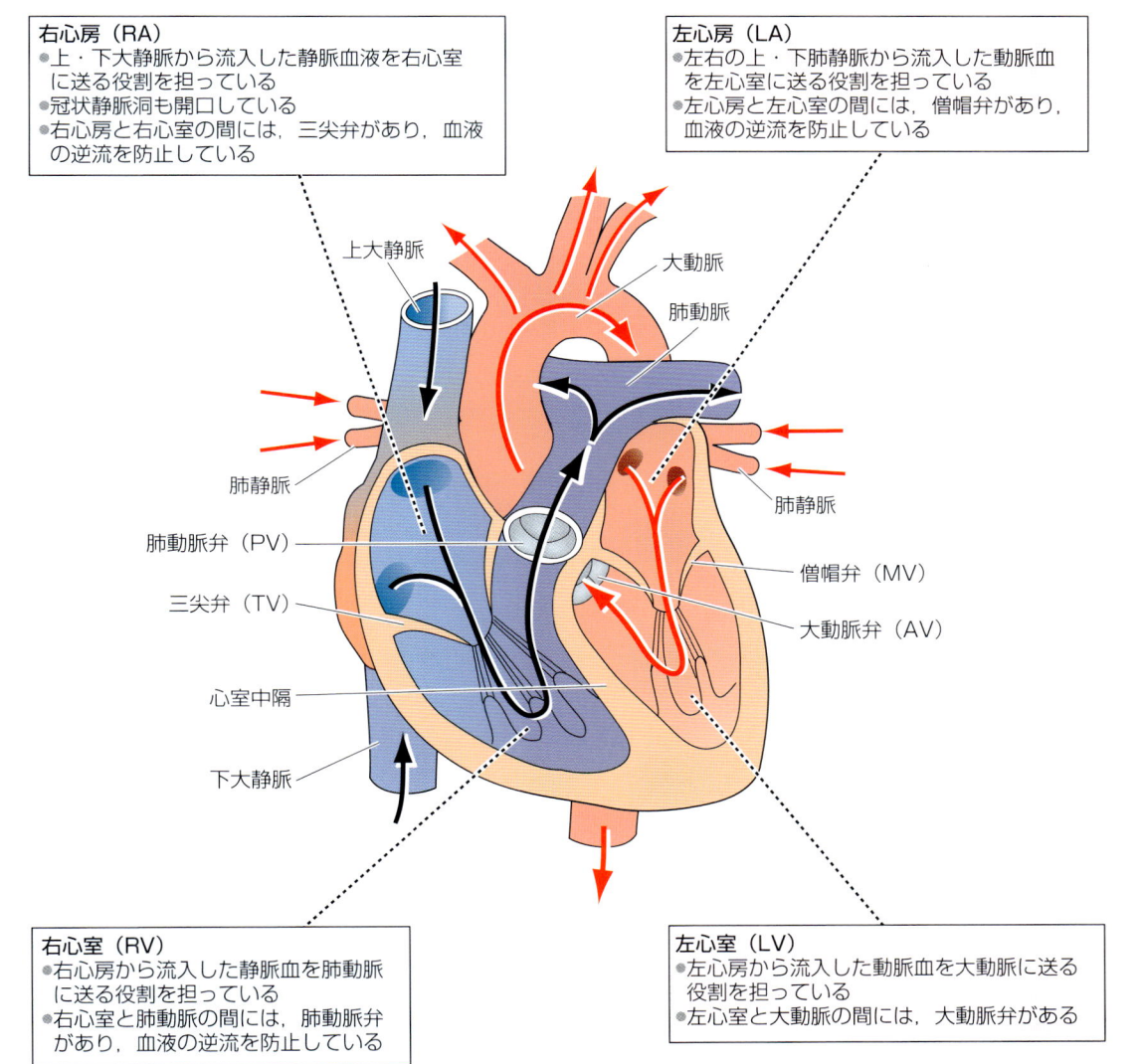

右心室（RV）
- 右心房から流入した静脈血を肺動脈に送る役割を担っている
- 右心室と肺動脈の間には，肺動脈弁があり，血液の逆流を防止している

左心室（LV）
- 左心房から流入した動脈血を大動脈に送る役割を担っている
- 左心室と大動脈の間には，大動脈弁がある

RA：right atrium, RV：right ventricle, LA：left atrium, LV：left ventricle, AV：aortic valve, MV：mitral valve, PV：pulmonary valve, TV：tricuspid valve

1-1

弁の構造と機能

- 心房と心室の内圧は異なり，間にある弁により，循環が正常に機能している．
- いずれかの弁に異常（狭窄や閉鎖不全など）があると，血行動態に異常が起きる．

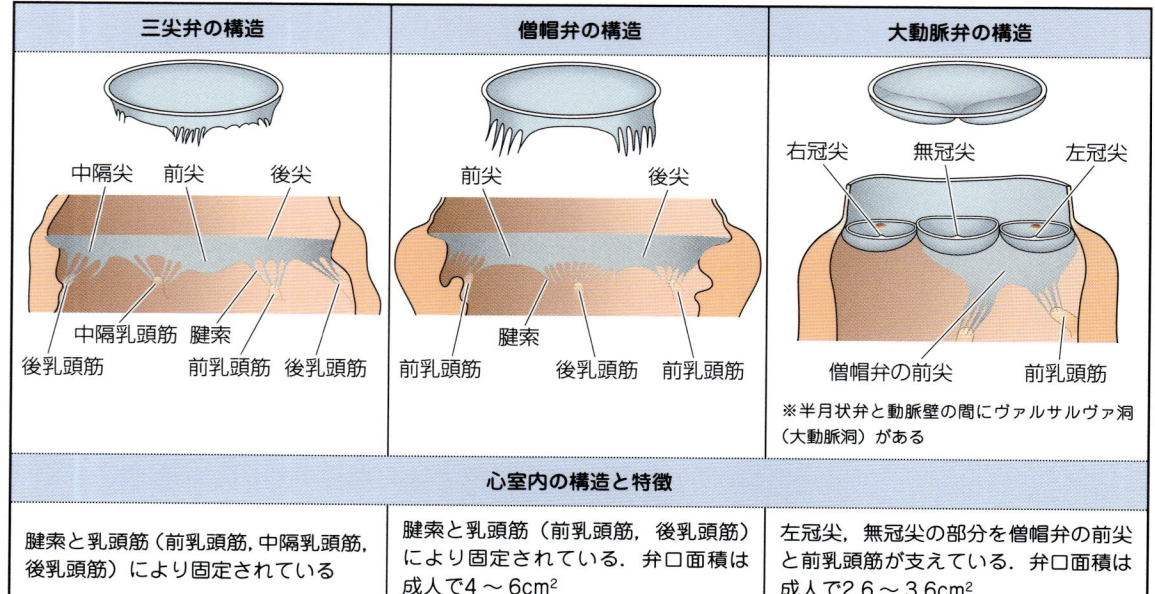

三尖弁の構造	僧帽弁の構造	大動脈弁の構造
		※半月状弁と動脈壁の間にヴァルサルヴァ洞（大動脈洞）がある

心室内の構造と特徴

腱索と乳頭筋（前乳頭筋，中隔乳頭筋，後乳頭筋）により固定されている	腱索と乳頭筋（前乳頭筋，後乳頭筋）により固定されている．弁口面積は成人で4〜6cm²	左冠尖，無冠尖の部分を僧帽弁の前尖と前乳頭筋が支えている．弁口面積は成人で2.6〜3.6cm²

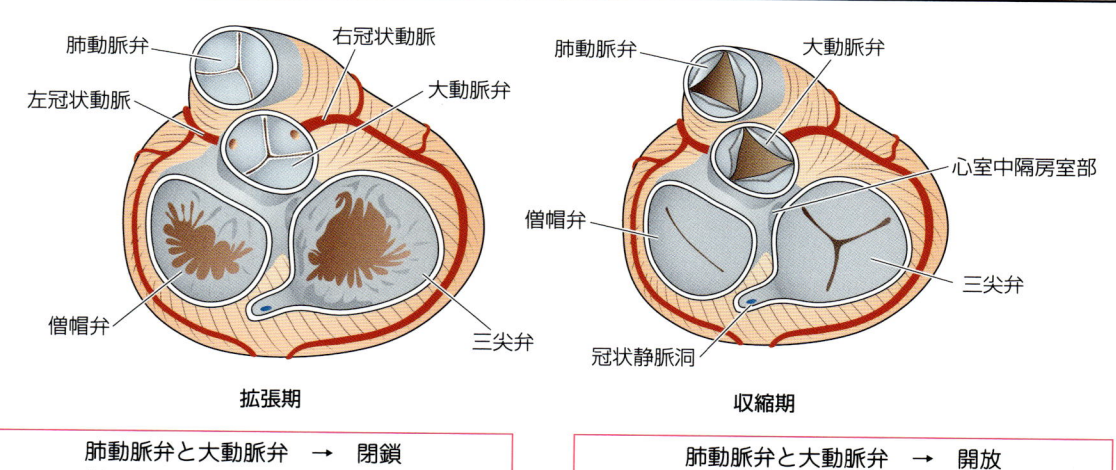

拡張期
- 肺動脈弁と大動脈弁 → 閉鎖
- 僧帽弁と三尖弁 → 開放

収縮期
- 肺動脈弁と大動脈弁 → 開放
- 僧帽弁と三尖弁 → 閉鎖

刺激伝導系

- 心臓は自ら電気刺激を発生して収縮し，全身へ酸素を送るポンプの役割を担っている．
- 発生した電気刺激を心臓全体に速やかに伝えるための特殊心筋を刺激伝導系という．

洞結節
↓
結節間伝導路
 1 前結節間路
  a. バッハマン束
  b. 下行枝
 2 中結節間路
 3 後結節間路
↓
房室結節
↓
ヒス束
↓
右脚　左脚
  c. 前枝
  d. 後枝
↓
プルキンエ線維

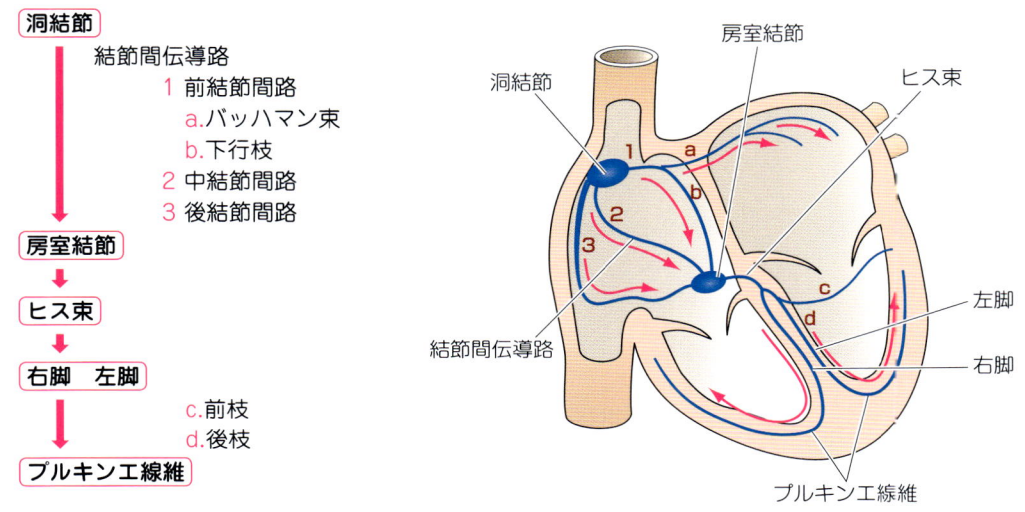

刺激伝導系への血液（酸素）供給

- 刺激伝導系への血液（酸素）は，冠動脈より供給されている．
- 刺激伝導系の各部位にどの冠動脈から血液が供給されているかを知ることにより，冠動脈が障害された際に生じる不整脈を理解することができる．

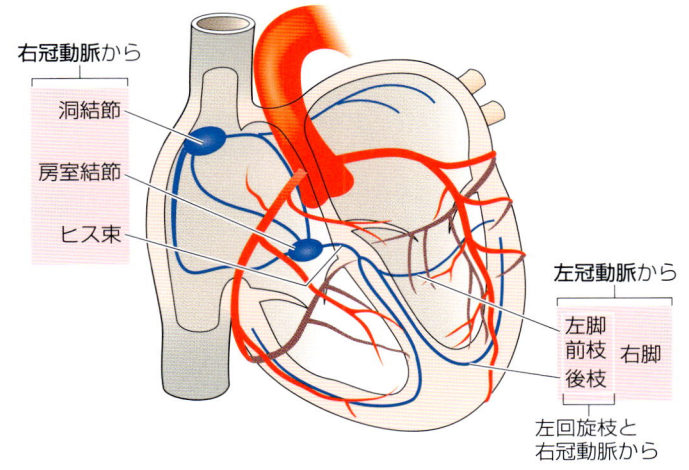

洞結節 房室結節 ヒス束	主に**右冠動脈**の洞結節動脈（SN）から酸素供給
右脚・左脚 前枝	主に**左冠動脈**の中隔枝から酸素供給
左脚後枝	主に**左回旋枝**と**右冠動脈**の両者から酸素供給

1-1

刺激伝導系と心電図・心収縮

- 心電図は洞結節から発生した電気刺激が刺激伝導系を介して心臓全体に伝わる過程を波形として表したものである．
- 心電図の波形と心収縮は，刺激伝導系の働きと密接に関係している．

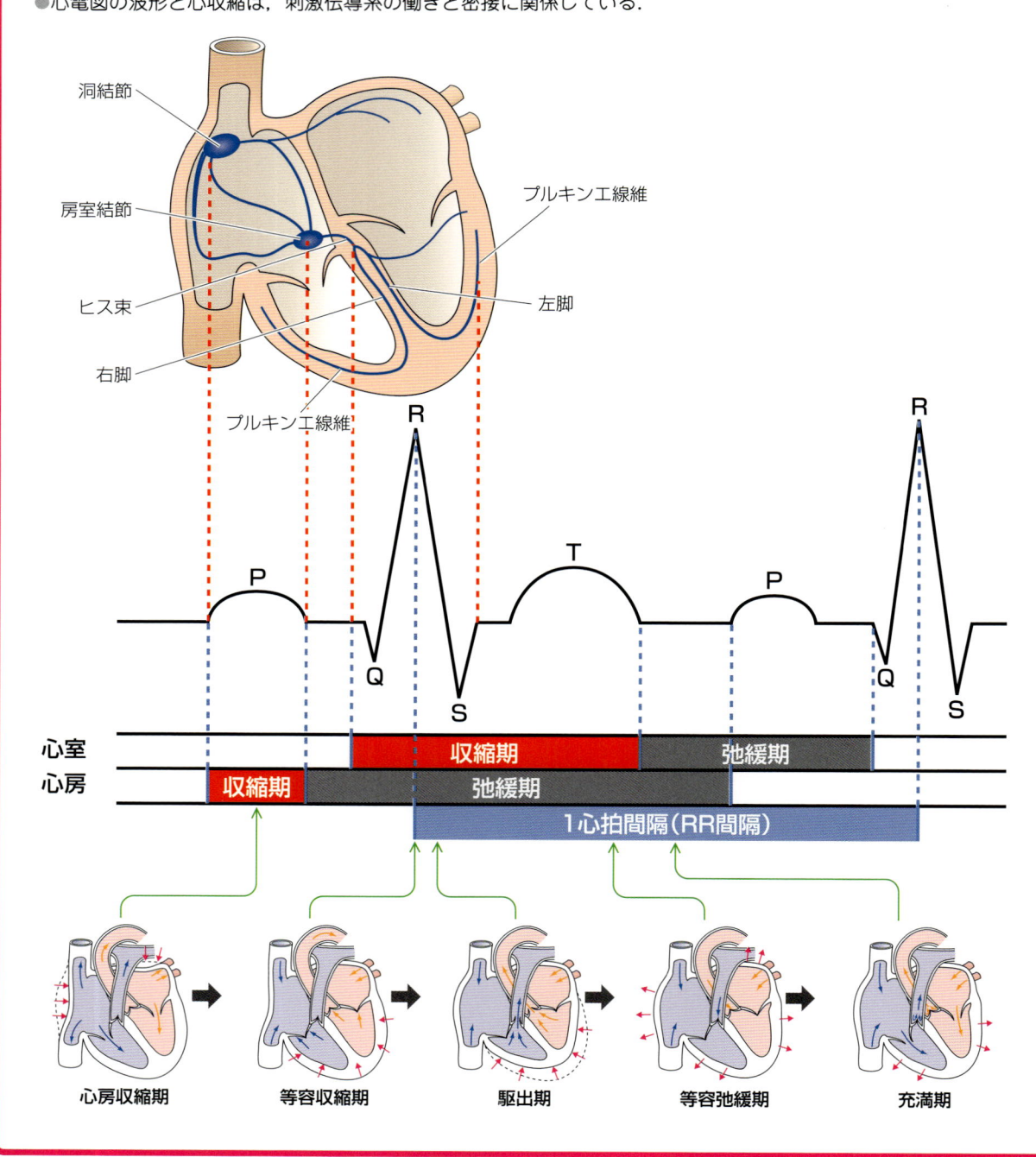

心周期

- 心臓の収縮と拡張の1回の経過を心周期という．
- 心周期は，心房収縮期，等容収縮期，駆出期，等容弛緩期，充満期からなる．

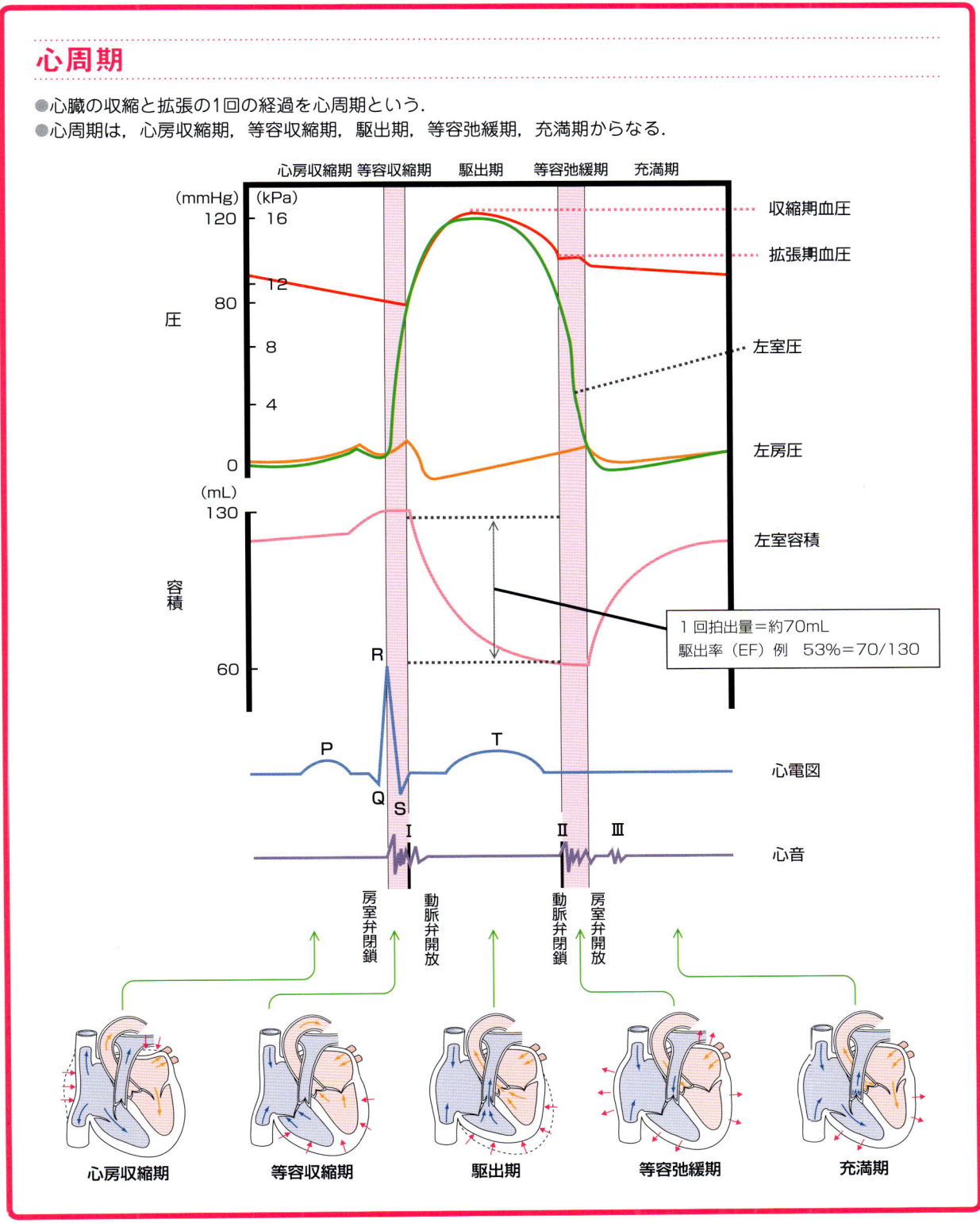

1-2 血管

● 血管は，心臓から送り出された血液（酸素）を全身の臓器に送る役割と，臓器で消費されて二酸化炭素となった血液（二酸化炭素）を心臓に戻す役割を担っている．

動脈と静脈

● 動脈は，心臓から駆出される血液を肺や全身の臓器に送っている．
● 静脈は，肺やその他の各臓器から心臓へ血液を戻している．

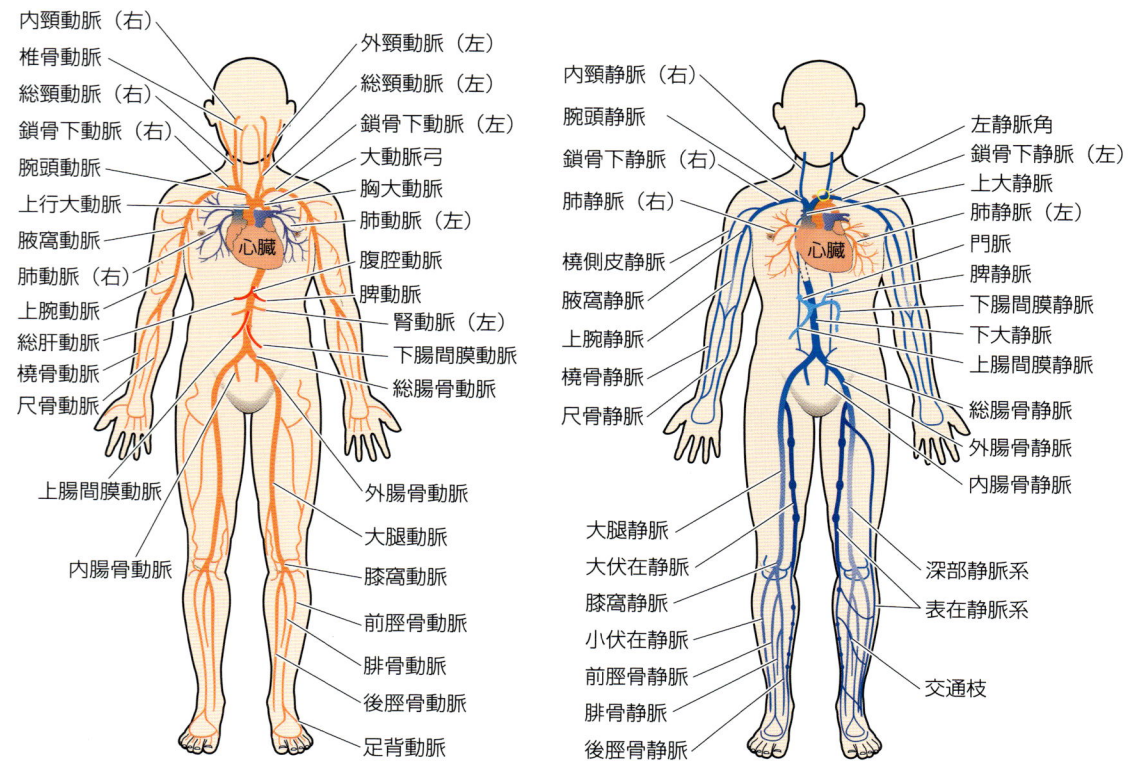

動脈と静脈の特徴

● 動脈と静脈は，内膜・中膜・外膜の3膜で構成されている．
● 動脈は弾力性があり，静脈は内膜・中膜・外膜の境界が不明瞭で，四肢の静脈には，静脈弁があることが特徴である．

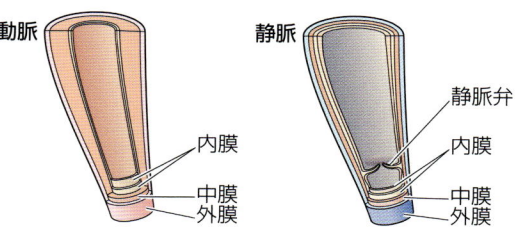

冠状動脈

冠状動脈とは，心臓に栄養を送っている血管である．

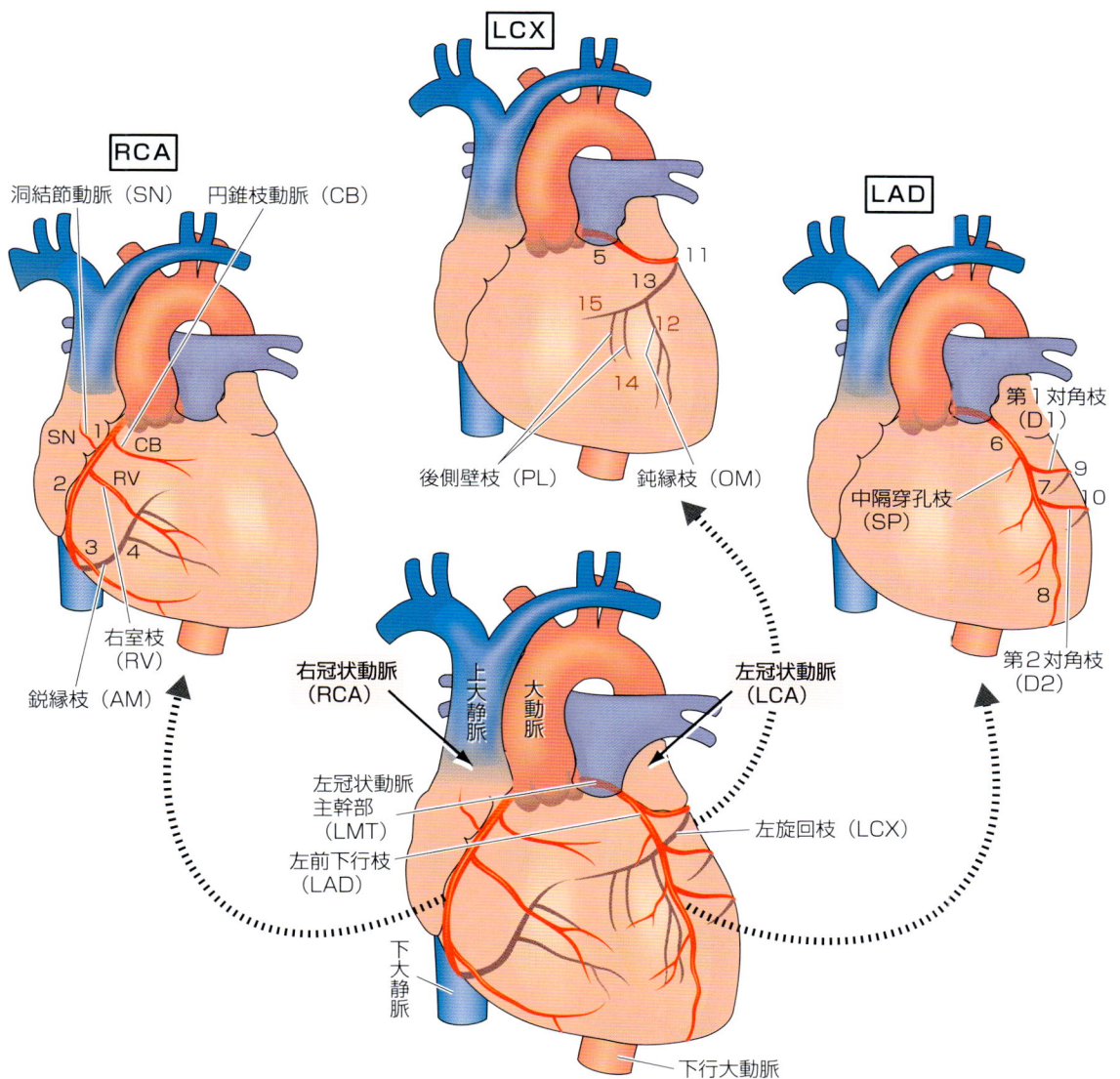

RCA：right coronary artery, CB：conus branch, SN：sinus node artery, RV：right ventricular branch, AM：acute marginal branch, LCA：left coronary artery, LMT：left main trunk, LAD：left anterior descending branch, D1：first diagonal branch, D2：second diagonal branch, SP：septal perforator branch, LCX：left circumflex, OM：obtuse marginal branch, PL：posterolateral branch,

1-3 循環のしくみ

- ヒトの生命を維持するための酸素は，呼吸器から肺に取り込まれ，肺から心臓に送られる．心臓は，この酸素を全身に送るポンプの役割をしており，心臓から駆出された血液（酸素）は，血管を介して全身の臓器に送られる．
- 臓器で消費されて二酸化炭素となった血液は，再び心臓に戻り，心臓から肺に送られ，肺で酸素化されて心臓に送られる．この繰り返しが循環のしくみである．

体循環と肺循環

- 血液循環の経路には，体循環と肺循環がある．
- 体循環とは，左心室から大動脈，大静脈を経て右心房に戻るまでの経路であり，肺循環は，右心室から肺動脈，肺，肺静脈から左心房に入るまでの経路である．

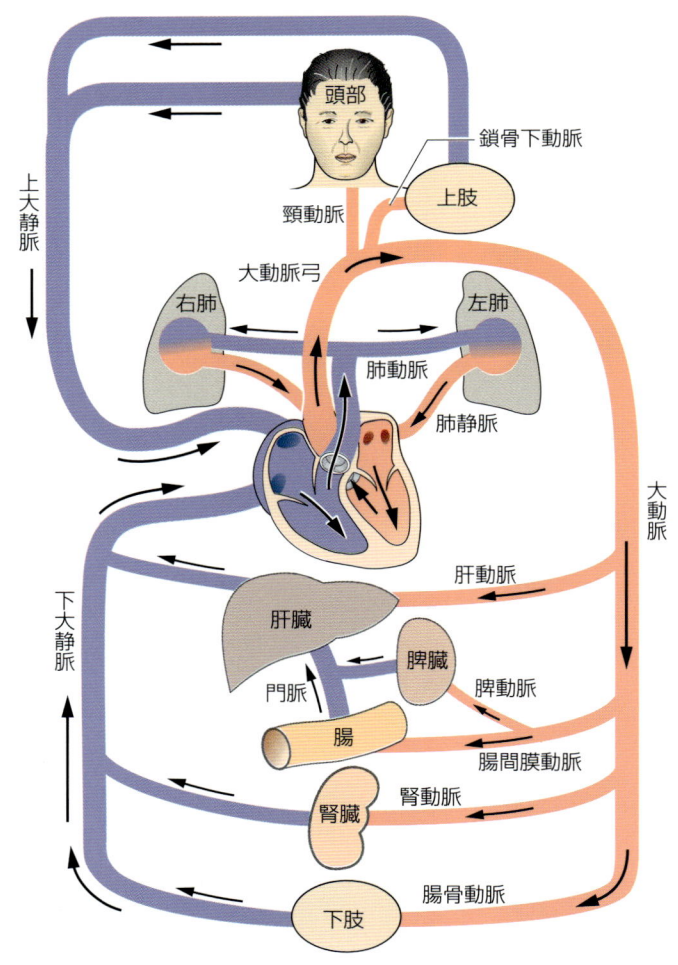

1章 循環機能とは──循環のしくみ

動脈還流と静脈還流

●動脈還流

- 心臓は収縮と拡張という拍動によって血液を駆出し，動脈により各臓器に血液を送る．
- 動脈は弾性があるため，拡張期でも波状により，送り出された血液を末梢まで押し進めることができる．
- 動脈圧は，細動脈，毛細血管と進むにつれ低くなり，毛細血管から静脈側に流れる．

●静脈還流

- 右房圧は，4mmHgと静脈圧より低いため，静脈血が心臓に流入するようになっている．
- 起立時などに，下肢の末梢静脈から右心房近くまで血液が進むのは，静脈弁の作用，筋肉の運動，伴走動脈の拍動によるポンプ作用，胸腔内圧の陰圧などによるためである．

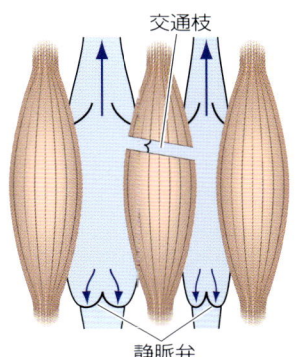

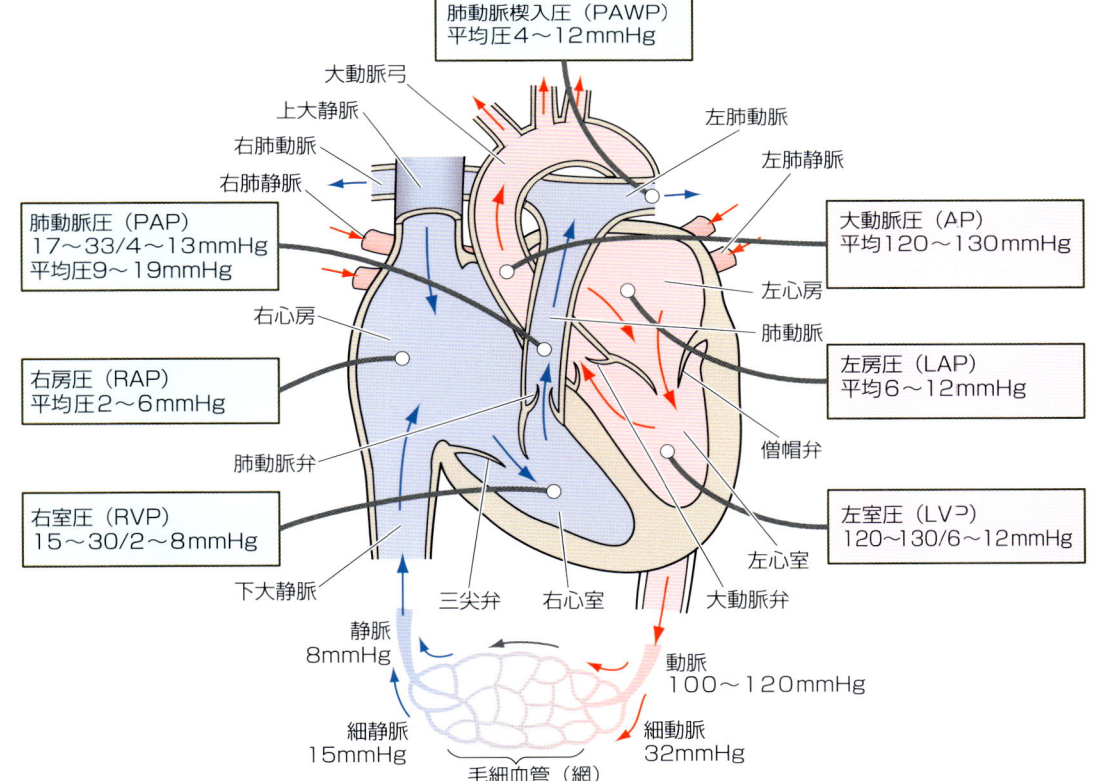

AP：aortic pressure, PAP：pulmonary arterial pressure, PAWP：pulmonary arterial wedge pressure, RAP：right atrial pressure, RVP：right ventricular pressur, LAP：left atrial pressure, LVP：left ventricular pressure

心拍出量

- 心拍出量とは，心臓から1分間に拍出される血液の量である．
- 心拍出量は，1回心拍出量と心拍数から決定される．
- 1回心拍出量は，心臓が1回に送り出す血液の量であり，心拍出量の規定因子は，前負荷，後負荷，心収縮力である．

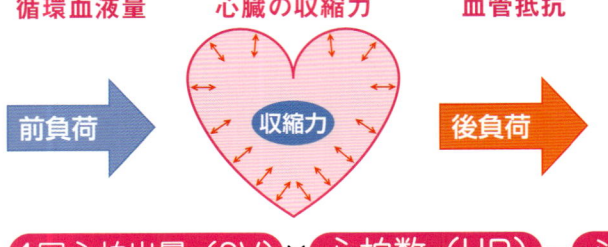

| 1回心拍出量（SV） | × | 心拍数（HR） | = | 心拍出量（CO） |
| 約70〜120mL | | 60〜90回 | | 4〜8L/分 |

血圧

血圧とは，血液が血管内に与える圧のことで，一般的には動脈圧をいう．

血圧 = 心拍出量 × 血管抵抗

動脈圧 ─┬─ 収縮期血圧：心臓が収縮するときの圧（SBP）
　　　　└─ 拡張期血圧：心臓が拡張するときの圧（DBP）

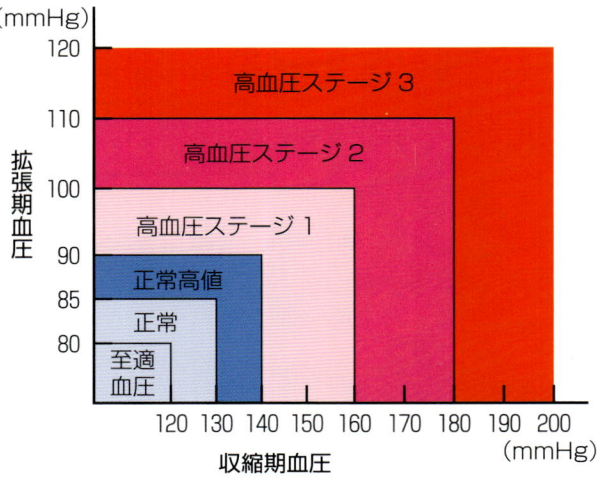

（日本高血圧学会：高血圧治療ガイドラインより）

SBP：systolic blood pressure, DBP：diastolic blood pressure

1章　循環機能とは──循環のしくみ

各臓器への血液配分

人体の血液量は，体重の1/14（体重50kgの場合，約3,600mL）である．

	安静時	運動時
脳	13〜15%	3〜4%
心臓	4〜5%	4〜5%
腎臓	20%	2〜4%
肝臓・消化管	20〜25%	3〜5%
骨格筋	15〜20%	⎫
皮膚	3〜6%	⎬ 80〜85%
骨・脂肪，その他	10〜15%	1〜2%

Column　二重負荷に注意

　運動時の骨格筋は，多くの酸素を必要とするが，心臓から1回に拍出される血液の量はそれほど変わらない．骨格筋以外の臓器（心臓以外）に配分される血液を横取りしても，間に合わないこともある．そのため，運動時の心臓は心拍数を上げて分時拍出量を増やすことにより，より多くの血液（酸素）を骨格筋に送る努力をする．

　一方，食事をすると眠くなるが，これは胃の消化活動のためである．食後の胃は，多くの血液（酸素）を必要とするため，他の臓器への血液配分が少なくなり，脳への血液配分も激減する．食後の心臓は胃に多くの血液を送る努力をするので，体を動かしていなくても，心臓には負担がかかっている．

　循環器疾患をかかえる患者には，日常生活で二重負荷を避けるように指導するが，食事をするだけでも，このように心臓に負担がかかっていることを説明することも重要である．

2

フィジカルイグザミネーションの実際

2-1 視診
2-2 触診
2-3 聴診

2-1 視診　inspection

- 視診とは，フィジカルイグザミネーションの最初のステップに位置する観察法である．
- 目で見た情報から患者の健康状態を把握し，他の情報（聴診，触診，問診など）と統合することで，より精度の高いアセスメントにつなげていくことができる．
- 心尖拍動（最大拍動点），チアノーゼの有無，頸静脈怒張などの変化を見出すことで，循環器系の正常と異常を判断することができる．これにより，心電図や血液検査，X線検査などの結果を確認する前に異常の早期発見が可能になる．

胸郭の観察

心尖拍動（最大拍動点）

- 心尖拍動は，心臓の収縮期に左心室が前方に動き胸壁にわずかにあたる際の振動である．
- 胸壁を注意深く観察すると，左心室領域（左第5肋間，左鎖骨中線上やや内側）で，皮膚が限局性に隆起している部位（心尖拍動）を確認することができる．ほとんどの場合，心尖拍動が最大拍動点である．
- 心尖拍動の範囲は直径1〜2.5cm（100円玉）大である．

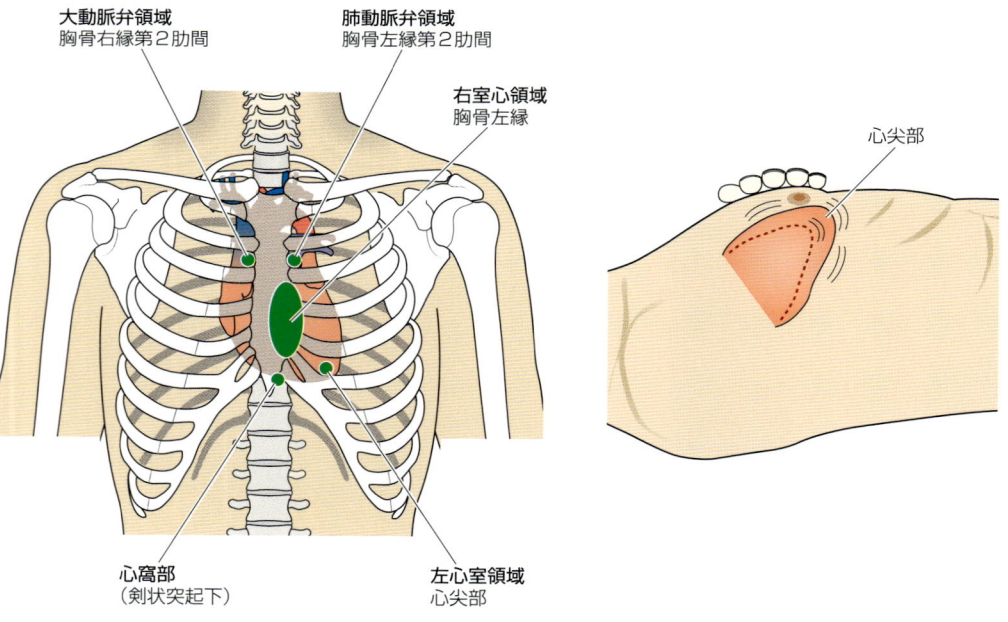

 右室肥大や肺動脈の拡張，大動脈瘤などがあると心尖拍動よりも強い拍動が左心室領域以外にもみられることがある．

心尖拍動の診かた

- 仰臥位で観察し，心尖拍動がわからなければ，左側臥位にして触診を行うとよい．
- 拍動部位は，縦（垂直）の位置は肋間で表し，横（水平）の位置は胸骨中線からの距離（cm）で表す．
- 妊婦や左横隔膜が挙上している患者では，心尖拍動は左上方に移動する．
- 心拡大をきたしている場合は，心尖拍動が側方へ移動する．
- 胸郭の変形や縦隔偏位でも，心尖拍動は移動する．

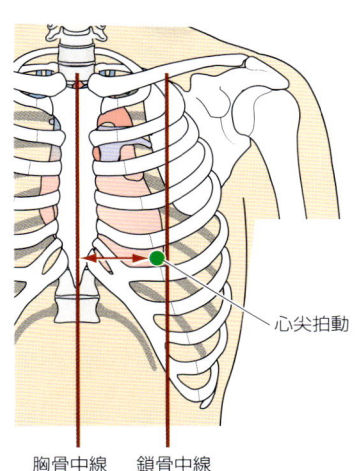

胸骨中線　鎖骨中線　心尖拍動

MEMO
光をあてて陰影をつけてみよう！
心尖拍動がわかりにくいときは，ペンライトで陰影をつけるなどして，接線方向から光をあてると拍動する動きがよくわかる．

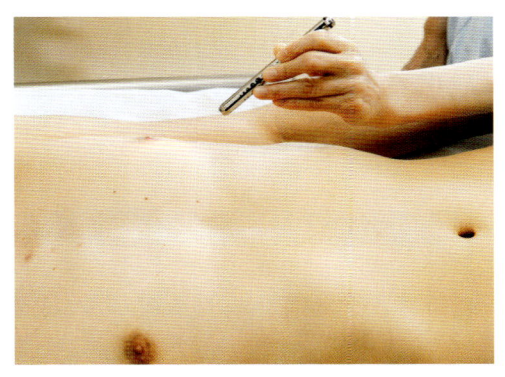

 肥満や胸壁の筋肉の発達した人，胸水のある人では，拍動がわからない場合がある．

チアノーゼ

- 皮膚の色調は，ヘモグロビンの酸化の程度，血管の収縮・拡張あるいは血液量によって変化する．
- 一般的に低酸素血症では，血液中の還元ヘモグロビン量が増加することにより，皮膚や粘膜の色調が暗紫色を呈する．特に，口唇や爪床の色を観察することでチアノーゼの有無を判断できる．

●正常な皮膚　　　　　　　　　　●チアノーゼを呈した皮膚

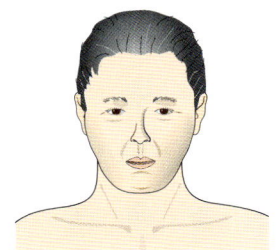 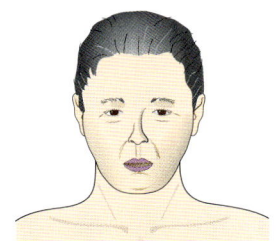

2-1 皮膚の観察

還元ヘモグロビン

- 還元ヘモグロビンとは，酸素と結合していないヘモグロビンのことをいう．
- 還元ヘモグロビン量が100mL中5g（5g/dL）以上になるとチアノーゼが生じる．

分類	観察されやすい部位	病態	原因
中心性チアノーゼ	● 舌 ● 頰粘膜 ● 口唇 ● 爪床	● 動脈血酸素濃度の低下 ● ばち指（慢性呼吸不全など） ● 多血症	● 肺疾患 ● 右-左シャントを伴う疾患 ● ヘモグロビンの異常
末梢性チアノーゼ	● 口唇 ● 四肢末梢	● 血流遅延のため，組織での酸素濃度が低下 ● 動脈血酸素含量は正常あるいは低下	● 心不全，ショックによる心拍出量低下 ● 末梢循環障害（末梢動脈の閉塞，収縮） ● 寒冷刺激

MEMO
チアノーゼの観察方法

チアノーゼの有無は，口唇や爪床などのほか，結膜でも観察できる．

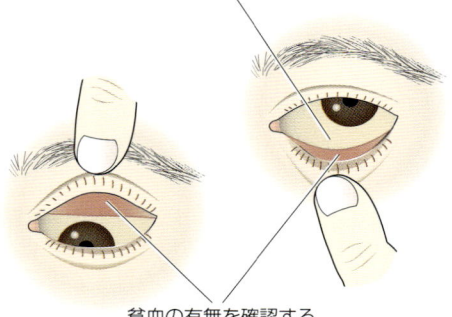

黄疸があるときは，右心不全，薬剤による肝障害を考慮する

貧血の有無を確認する

頸部の観察

頸静脈怒張

- 頸静脈怒張とは，仰臥位で上体を45°に起こしたときに，頸静脈の輪郭が浮き出た状態をいう．これは右心系への静脈還流が障害されたことにより生じる．
- 仰臥位で少し首を左側に向けるようにすると外頸静脈の輪郭を確認することができる．

 頸静脈の怒張の有無は，45°で頸静脈拍動をみとめた場合に「怒張あり」と判断する．

●頸静脈と頸動脈の見分け方
- 内頸静脈は胸鎖乳突筋の鎖骨付着付近と右下顎角を結ぶ線上を斜めに走行している．
- 内頸静脈と頸動脈の拍動は，収縮期に頸静脈は陥凹，頸動脈は突出することで区別できる．

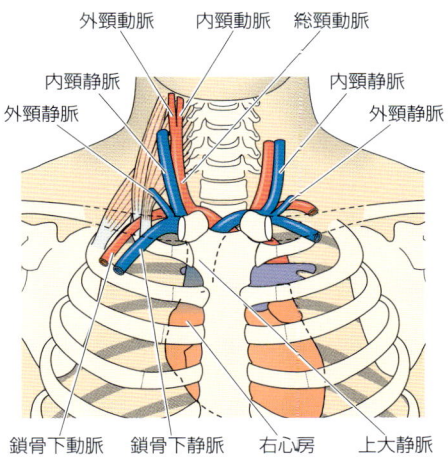

MEMO

頸静脈怒張は右房圧を反映し，心機能および右心系の血行動態の指標となる．通常は，右内頸静脈で評価される．これは，右内頸静脈と右心房は解剖学的にまっすぐにつながっているからである．しかし，内頸静脈は胸鎖乳突筋の下を走行しているため直視することが難しい．そこで外頸静脈を頸静脈怒張の指標として代用される場合が多い．

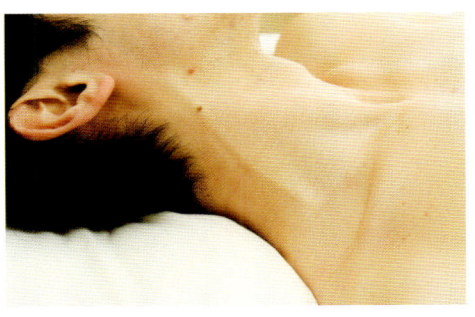
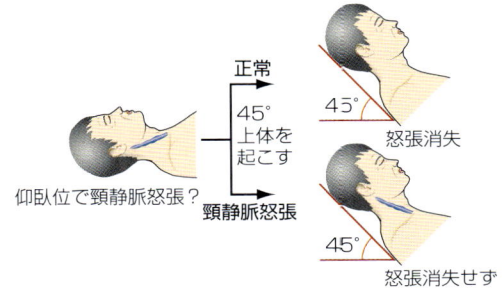

2-2 触診　palpation

- 触診とは，フィジカルイグザミネーションで，問診，視診に続くステップに位置する．
- 特に循環器系では，患者の身体を手で触れることによって多くの情報が得られる．脈の速さ・規則性・強さなどや触った感触（冷感や皮膚湿潤の有無）で，心機能の情報を得ることができる．また，浮腫や肝腫大の有無から心不全（特に右心不全）の徴候を早期に捉えることができる．
- これらの情報を統合していくことで，有効なアセスメントにつなげていくことができる．

脈拍の触知

全身の脈拍触知部位

- 脈拍とは，心臓の収縮によって駆出された血液が動脈系に伝わり，伝播された圧波のことをいう．健常成人の安静時の脈拍数は60～100回/分程度である．
- 脈拍は動脈（頸動脈，上腕動脈，橈骨動脈，大腿動脈，膝窩動脈，後脛骨動脈，足背動脈など）が走行している部位で触知される．

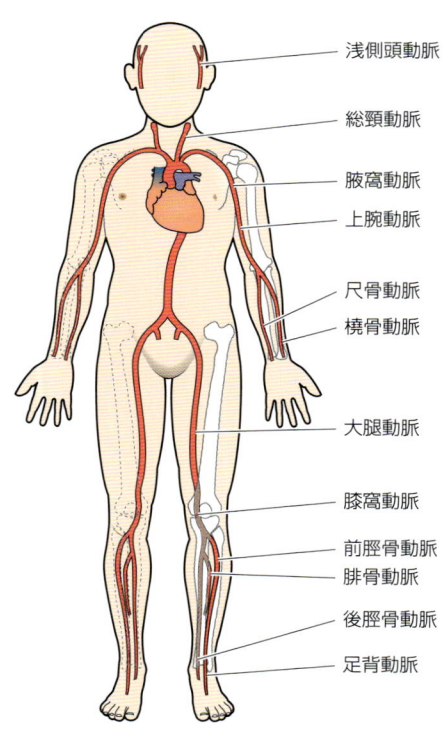

浅側頭動脈
総頸動脈
腋窩動脈
上腕動脈
尺骨動脈
橈骨動脈
大腿動脈
膝窩動脈
前脛骨動脈
腓骨動脈
後脛骨動脈
足背動脈

触知例

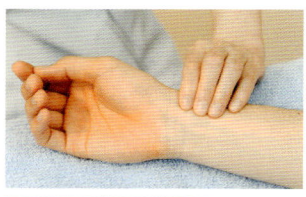
橈骨動脈

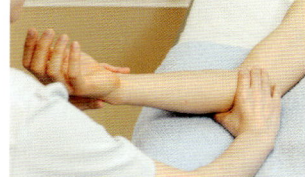
上腕動脈

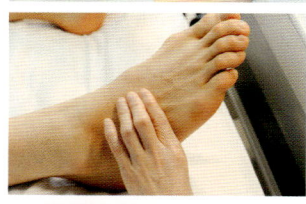
足背動脈

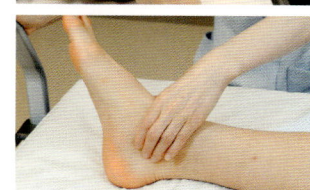
後脛骨動脈

脈拍の測定方法

脈拍は以下の手順で測定する.
①左右同時に触れ，左右差の有無を確認する．②脈の不整を確認する．③不整があれば，その種類および心拍数との差異を確認する．

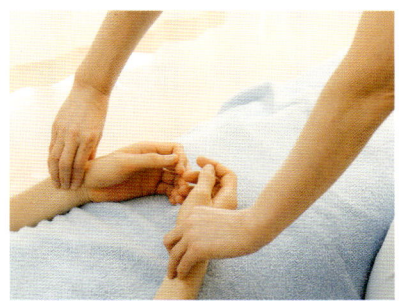

脈拍の左右差をみる（例：橈骨動脈）

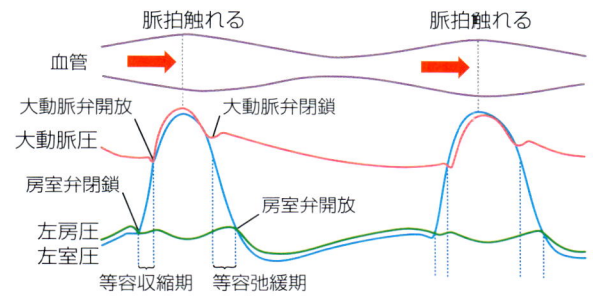

通常，脈拍が規則的であれば，「心拍数＝脈拍」となる．
心房細動やその他の不整があると，「心拍数≠脈拍数」となる．

 強さに左右差があれば，大動脈から分岐して橈骨動脈に至る経路の狭窄病変が示唆される．

脈拍の大きさ

● 脈拍の大きさは，触れている指先を押し上げる圧の強さで確認する．これは拍動の振り幅の大きさを示し，脈の容積という．
● 左心室から駆出される血液量，すなわち1回拍出量を表している．

● 脈拍の所見

触れる大きさや間隔によって以下のように分類できる．

正常		正常な1回拍出量で規則的に触れる
小脈		脈拍の振幅が小さく触れる．大動脈狭窄や，心不全でみられる
大脈		脈拍の振幅が大きくなり触診してる指は高くもち上げられるように感じる．大動脈閉鎖不全症，動脈管開存，動脈硬化でみられる
二峰性脈		ひとつの脈が2つに分かれて触知される．閉塞性肥大型心筋症や心拍出量が増した大動脈閉鎖不全症のときにみられる
交互脈		基本的に一定のリズムであるが，一拍ごとに脈の強さが変化する．交互脈は左心不全のときにみられる
二段脈		正常の拍動と期外収縮が交互にみられる 脈の間隔が短いものと長いものが交互に出現し，短い間隔後の脈が弱い
奇脈		吸気時の脈が弱くなる．心タンポナーデのときによくみられる 慢性の収縮性心膜炎，肺気腫，気管支喘息でもみられる

2-2

心周期

- 心臓は収縮と拡張を周期的に行っている．この周期的な活動が心拍動であり，心拍動の周期を心周期という．
- 1分間の心拍数（脈拍数）が60回の場合は，次のような関係になる．

1心周期（1.00秒）＝収縮期（0.40秒）＋拡張期（0.60秒）

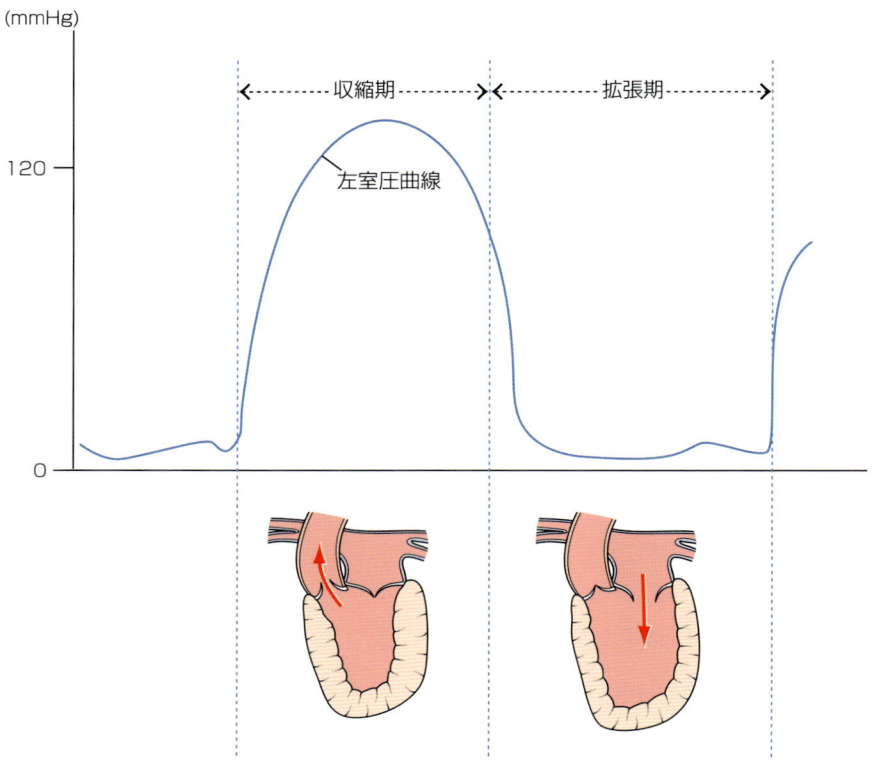

Column　ショック時の収縮時血圧の目安

　血圧低下時は中枢側の動脈ほど触れやすく，触知する動脈の部位から血圧を推定することができる．
　橈骨動脈で脈を触れず，上腕動脈で触れた場合の収縮期血圧の目安は70mmHg以下，上腕動脈で脈を触れずに頸動脈や大腿動脈で触れた場合の収縮期血圧の目安は60mmHg以下といわれており，ショック時のアセスメントの指標にすることができる．
　脈拍測定時は，ただ患者に触れるだけではなく，冷感の有無や皮膚の色調，湿潤の有無など，五感を活かして最大限の情報が得られるようにする．

脈拍以外の触診でわかること

浮腫

- 浮腫とは，皮下の組織間液に水，Na^+が貯留した状態をいう．
- 心臓，腎臓，肝臓の疾患で生じることが多く，それぞれ心性浮腫，腎性浮腫，肝性浮腫とよばれている．
- まず視診から皮膚表面の膨張や緊満などにより確認でき，続いて触診で圧迫すると陥凹状態がみとめられる．

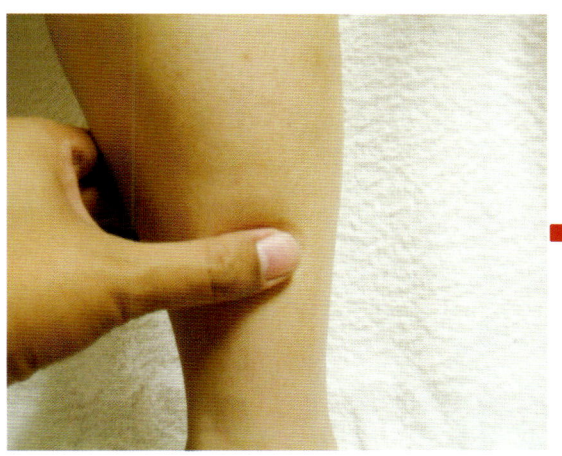

ここがポイント 通常は浮腫としてみとめられる以前に尿量減少や体重増加がみられる．

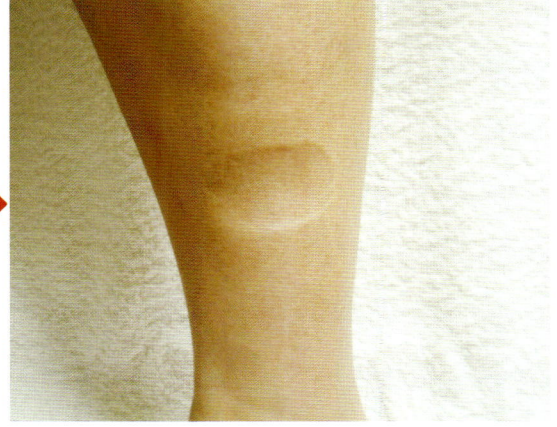

ここがポイント 特に心性浮腫は夕方に増悪し，重力の影響を受けやすい．そのため，立位や座位であれば下肢に，仰臥位であれば背側仙骨部にみられる．

肝腫大

肝腫大は，肝臓から下大静脈への還流障害により，肝臓に血液がうっ滞し腫大する．触診により膨満した肝臓をみとめる．

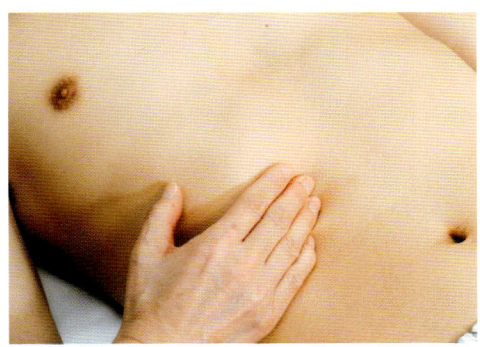

ここがポイント 右心不全，三尖弁逆流，収縮性心膜炎などでみとめられる．

2-3 聴診　auscultation

- 聴診とは，聴診器を用いてフィジカルイグザミネーションを行う方法である．
- 循環器系では心音や呼吸音を聴診することで心不全徴候や弁機能の状態など，臨床的な判断につなげることができる．

聴診器の取り扱い

聴診器の構造

- 聴診器は，バイノーラル部とチェストピース部からなる．
- バイノーラル部は，導管，アルミニウム製のイヤーチューブとイヤーピースから構成されている．

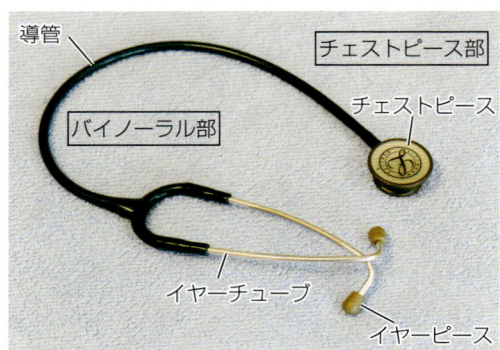

聴診器の種類

- チェストピース部は，聴音部が片面だけのシングルサイド型と両面にあるコンビネーション型の2種類がある．
- 聴音部は，膜型（ダイアフラム）と膜を介さないベル型の2種類がある．ベル型は低調音の聴診，膜型は高調音の聴診に用いられる．

●シングルサイド型（膜型）

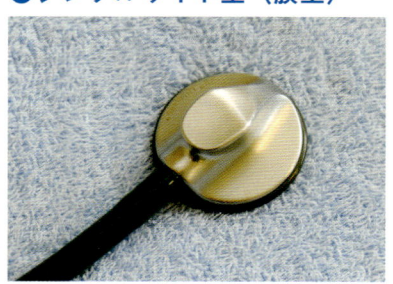

●コンビネーション型（ベル型）

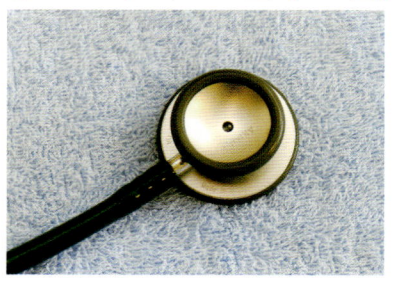

 シングルサイド型聴診器は軽くあてるとベル型の働き（低調音の聴取）をし，強くあてると膜型の働き（高調音の聴診）ができる構造になっている．

心音

心音と弁の働き

心音は弁の開閉で生じる音である．そのため，心音を理解するには，弁の動きを理解することが重要である．

収縮期	●大動脈弁が開放（左心室から大動脈に血液が駆出される） ●僧帽弁が閉鎖（左心房への血液の流入を防ぐ）
拡張期	●大動脈弁が閉鎖（大動脈から左心室への血液の逆流を防ぐ） ●僧帽弁が開放（左心房から左心室へ血流が流入する）

心音の聴診部位と聴診体位

●心音の聴診部位

心音が聴診できる胸壁の部位を確認できれば，その音がどの弁や心腔由来であるのかを知る手掛かりとなる．これらの音は，下図のように重なり，正確に音を同定するには，聴診所見と他の身体所見を対応させる必要がある．

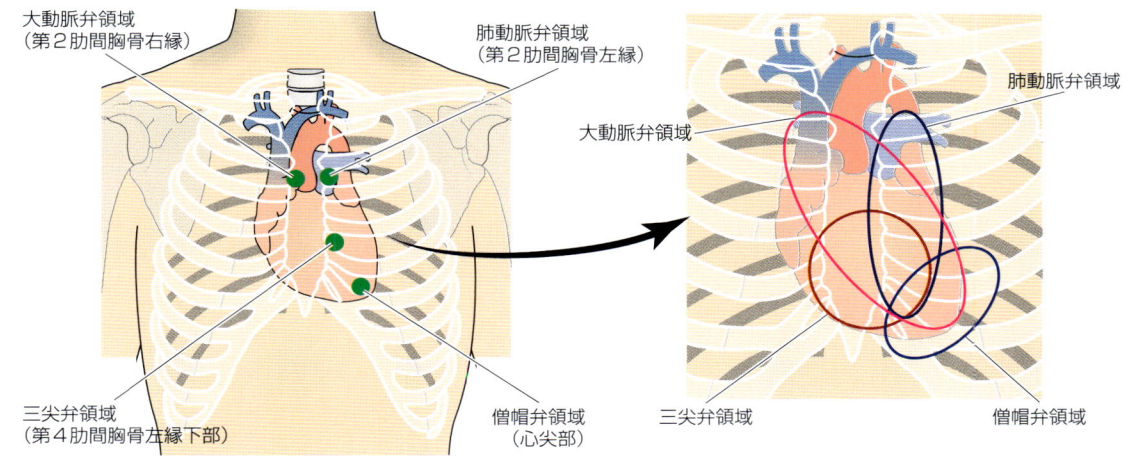

聴診部位		心音の強さ
大動脈弁領域	第2肋間胸骨右縁	Ⅰ音＜Ⅱ音
肺動脈弁領域	第2肋間胸骨左縁	Ⅰ音＜Ⅱ音
三尖弁領域	第4肋間胸骨左縁下部	Ⅰ音＞Ⅱ音
僧帽弁領域	心尖部	Ⅰ音＞Ⅱ音

※正常心音（Ⅰ,Ⅱ）についてはp.27参照．

2-3

●心音の聴診方法
●聴診は仰臥位を基本とし，患者が楽な姿勢で行えるようにする（仰臥位，座位，側臥位など）．特に心不全傾向にある患者は上半身を30〜45°に挙上した体位で行う．

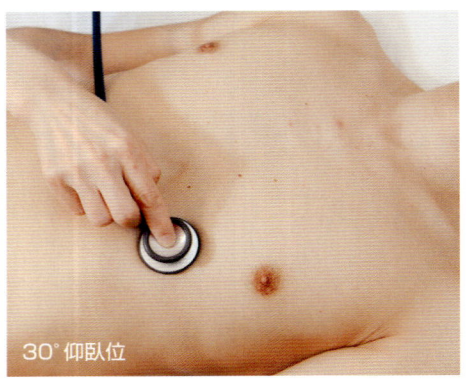
30°仰臥位

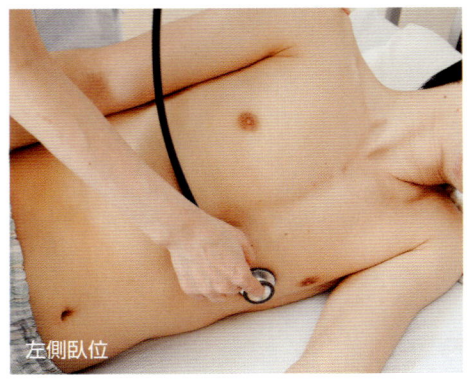
左側臥位

ここがポイント　心尖部が胸壁に近づくため，心尖拍動の音が増強する．

Column　聴診とヒトの聴覚

　ヒトが聴くことのできる音は，音そのものの強さ（音の周波数と関係がある）と，聴力によって決められる．通常，ヒトの可聴域は20〜2,000Hzであり，1,000〜2,000Hzの範囲の音に対して最も敏感であるとされている．一方，心血管系は1〜1,000Hzにわたる振動音を発しており，そのうち25〜600Hzの振動が心音や心雑音として聴取される．25Hz以下の振動は，音として聴取されず触診で触知することができる．このことから低調音は聴き逃しやすくなる傾向がある．

　また，耳には，大きな音が入ると感受性を低下させて耳自体を保護しようとする防御機構があるため，大きな音に続いて弱い音が入っても感知されないことがある．これは遮蔽現象（masking）と呼ばれ，周囲の雑音（特に高調音）によって聴診が妨げられたり，強い収縮期雑音によってⅡ音や僧帽弁開放音が聴取されにくくなる場合がある．このように，聴こえる音には人間の聴覚の特性と聴こうとする心音の周波数の特徴があることを理解して聴診しないと，大事な音を見落としてしまうことになる．

正常心音

正常な心音にはⅠ音（S₁）とⅡ音（S₂）がある．

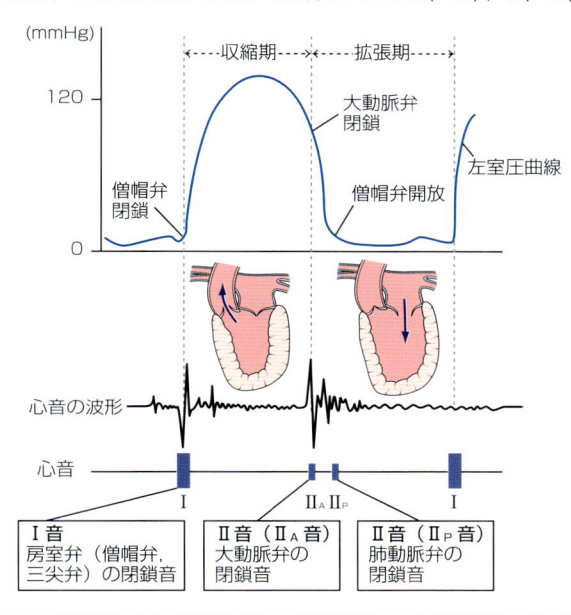

ここがポイント
心音の聴診を行う際は，体系的に一定の順序に従って行うことが大切である．まず，心音を聴き，次いで過剰心音，心雑音というように一度に1つのことに全注意力を集中させて聴くと聴き逃しを防ぐことができる．また，通常の聴診で聴かれる心音は，Ⅰ音とⅡ音が2拍子の強弱リズムで lup-tap, lup-tap と聴かれる．

正常心音	特徴
Ⅰ音	● 僧帽弁と三尖弁の閉鎖によって生じる鈍い感じの音として聴取される． ● ベル型聴診器を用いて心尖部または胸骨左縁下方で最もよく聴取される．特に心尖部で聴取されるⅠ音の主体は僧帽弁の閉鎖音である．
Ⅱ音	● Ⅰ音よりもやや高調で，持続も短く聴取される． ● 大動脈成分（ⅡA）と肺動脈成分（ⅡP）の2つの成分からなる． ● ⅡAは高圧系であるため心基部から心尖部にわたって大きく聴取される． ● ⅡPは低圧系であるため音源に近接した胸骨右縁第2，3肋間のみで聴取される．

MEMO
心音Ⅰ音とⅡ音を聴き分ける方法

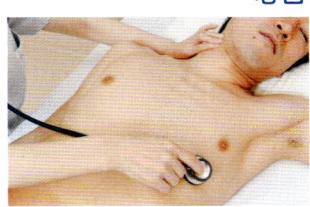

Ⅰ音とⅡ音の鑑別が困難な場合は，頸動脈拍動を触れながら心音を聴診する．拍動の立ち上がりとほぼ同時に聴かれるのがⅠ音である．

2-3

異常心音①－過剰心音

異常心音の1つに過剰心音（Ⅲ音・Ⅳ音）がある．左側臥位でベル型聴診器を心尖部にあてると聴取しやすい．

過剰心音	特徴	主な疾患
Ⅲ音	●Ⅱ音より0.12〜0.18秒遅れて聴こえる低調性の音 ●左心室急速充満が終了する時相にほぼ一致して聴こえる ●健常者では若年者，胸壁の薄い人に聴こえやすいが，40歳以上では聴取されない．このため，中年以降のⅢ音の聴取は心不全の徴候である	●心不全 ●僧帽弁閉鎖不全症 ●大動脈弁閉鎖不全症 ●心室中隔欠損症 ●心房中隔欠損症
Ⅳ音	●Ⅲ音よりもさらに低調な音で，心電図上のP波の開始より0.12〜0.17秒遅れて聴こえる ●健常者では小児を除いてほとんど聴こえない ●心房の最大収縮にほぼ一致して発生する．心房収縮時の心室への血液流入に伴う心室壁の緊張・振動により発生するので，心房細動では聴こえない	●心不全 ●高血圧 ●虚血性心疾患 ●大動脈弁疾患 ●閉塞性肥大型心筋症

> **コツ！** 聴こうとする心音に合わせてチェストピースを切り換えて聴診する．
> 「Ⅰ音→Ⅱ音→過剰心音→心雑音」という一定の順序で，1つの音に全注意力を集中させることで聴き逃しを防ぐ．漫然と聴いていると集中力が低下し，音そのものに対する耳の慣れが生じてしまう．5〜10心拍を聴いてよくわからなければ，いったんイヤーピースを外して，あらためて聴き直すことも必要．

異常心音②－心雑音

- 心音と心音の間に聴こえる音を心雑音という．
- 心雑音は弁の異常やシャントおよび流出路狭窄がある場合に聴こえる．
- 心雑音はⅠ音とⅡ音の間で聴こえる収縮期雑音とⅡ音からⅠ音の間で聴こえる拡張期雑音に分類される．
- 心雑音を聴取した場合は，強さ，タイミングと長さ，聴取部位，性質について確認する．

●心雑音の強さ

心雑音の強さは，以下のLevine(レバイン)分類で表現する．

Ⅰ度	非常に微弱な音で聴診器を1回あてただけでは聴き逃すことがある
Ⅱ度	弱い音だが聴診器をあてるとすぐに聴こえる
Ⅲ度	やや強い，thrill（－）
Ⅳ度	やや強い，thrill（＋）
Ⅴ度	強い音で聴診器を少し胸壁にあてただけで聴こえる，thrill（＋）
Ⅵ度	最も強い，聴診器を使用しなくても聴こえる，thrill（＋）

> **MEMO**
> **心雑音の発生メカニズム**
> 一般に心臓や血管内での血液の流れは層流であるが，狭窄，屈曲，逆流などで血流が乱れた場合には乱流が生じ，雑音が発生する．この場合，血流速度が速いほど，圧較差が大きいほど，および血液粘稠度が低いほど雑音は大きくなる．

※thrill（スリル）とは，振戦という意味であり，強い心雑音により胸壁が振動し触れることができることをいう．

●代表的な心雑音

心雑音は，収縮期雑音と拡張期雑音に分けられる．主な疾患により聴取される心雑音が異なるため特徴をふまえて聴診することが重要である．

心雑音		特徴	心音図	主な疾患
収縮期雑音	全収縮期雑音	Ⅰ音からⅡ音まで連続する音量は一定		●僧帽弁閉鎖不全症 ●三尖弁閉鎖不全症 ●心室中隔欠損症
	収縮期駆出性雑音	Ⅰ音のあとに一拍おいてから聴こえる．徐々に大きくなり，収縮中期に最大となる		●大動脈弁狭窄症 ●肺動脈弁狭窄症 ●閉鎖性肥大型心筋症 ●心房中隔欠損症
拡張期雑音	拡張早期雑音	Ⅱ音から聴こえ，徐々に小さくなる		●大動脈弁閉鎖不全症 ●肺動脈弁閉鎖不全症
	拡張中期雑音	Ⅱ音のあと（僧帽弁開放音）から聴こえる		●僧帽弁狭窄症 ●三尖弁狭窄症
	前収縮期雑音	終期から聴こえて，Ⅰ音まで続く		●僧帽弁狭窄症

2-3

呼吸音

呼吸音の聴診部位

- 呼吸音とは，呼吸に伴う気流の成分が音源となり発生する音である．
- 疾患により呼吸音は減弱・消失もしくは副雑音の出現など多彩な変化がみられる．
- 呼吸音の聴診部位は，左右前胸部の上・中・下肺野，左右背部の上・中・下肺野，左右側胸部である．
- 呼吸音の左右差を比較するために，左右対称の部位を一組にして聴診する．

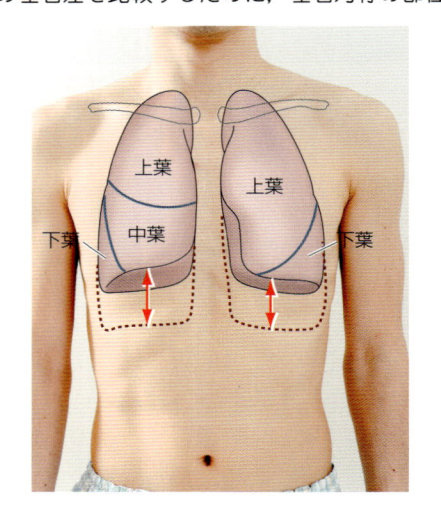

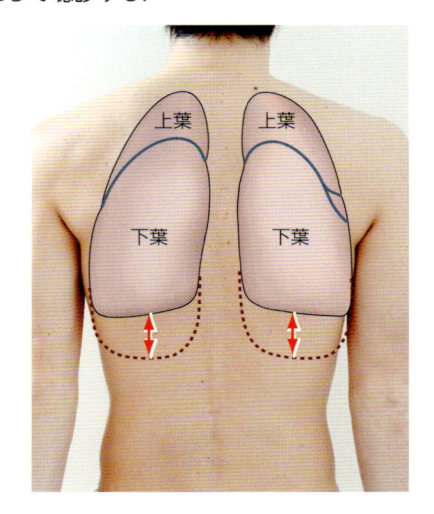

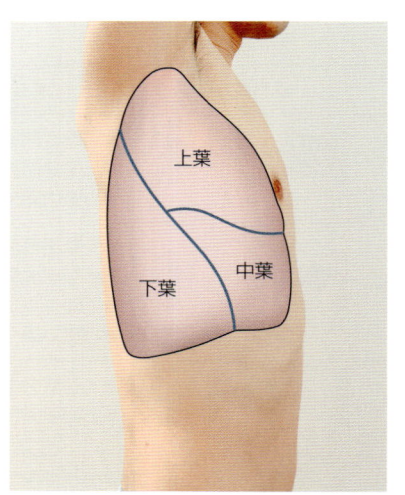

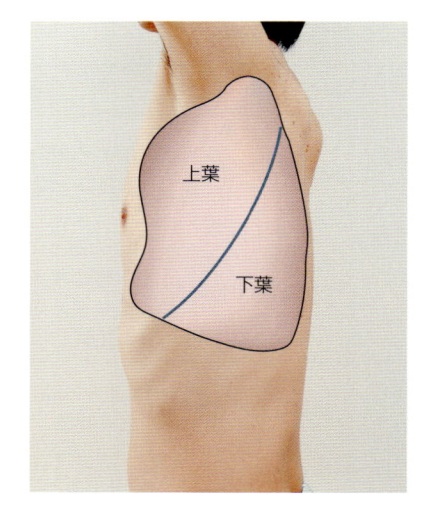

ここがポイント 一呼吸（吸気と呼気）聴き，わかりにくいときは深呼吸をしてもらうとよい．

呼吸音の聴診方法

- 聴診器は膜型を使用する．
- 聴診時の体位は座位を基本とする．
- 起き上がれない患者は臥位のままで聴診するが，背部に病変が生じやすいため，側臥位にして背部も聴診する．

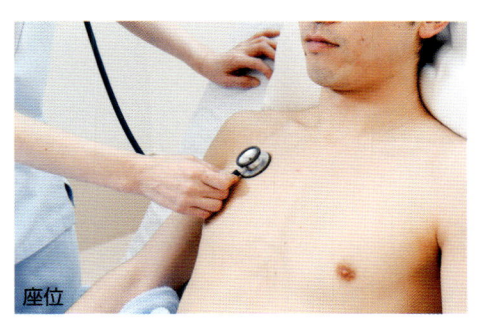

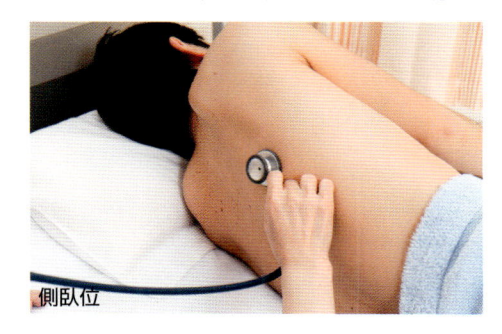

座位

側臥位

●側臥位にできないときの聴診方法

仰臥位のまま背部の聴診をするときは，マットレスを押し下げて，隙間に聴診器を入れて聴くようにする．

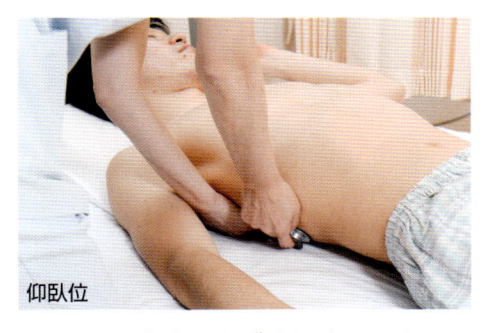

仰臥位

●呼吸音の聴診時に必ず確認すること

聴診では右記のことを確認する．

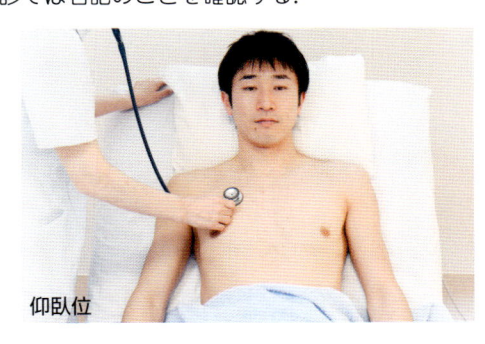

□ 正常呼吸音が本来の部位で聴こえるか．
□ 左右差がないか．
□ 副雑音が聴こえるか．それはどこの部位で聴こえるか．
□ 副雑音は，連続性か断続性か．

仰臥位

2-3

正常呼吸音と異常呼吸音

呼吸音は以下のように分類される．

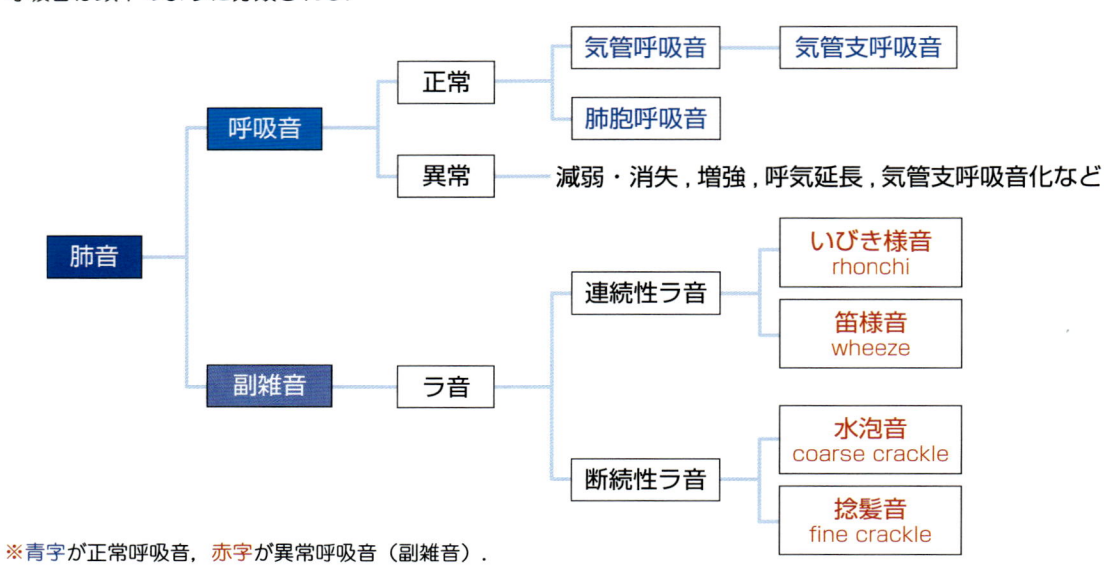

- 肺音
  - 呼吸音
    - 正常
      - 気管呼吸音 → 気管支呼吸音
      - 肺胞呼吸音
    - 異常：減弱・消失，増強，呼気延長，気管支呼吸音化など
  - 副雑音
    - ラ音
      - 連続性ラ音
        - いびき様音 rhonchi
        - 笛様音 wheeze
      - 断続性ラ音
        - 水泡音 coarse crackle
        - 捻髪音 fine crackle

※青字が正常呼吸音，赤字が異常呼吸音（副雑音）．

●正常呼吸音の特徴
- 気管・気管支呼吸音は，高調で比較的粗い感じの呼吸音である．太い気道を空気が流出入するときの乱流のために生じる振動音である．
- 肺胞呼吸音は，低調な呼吸音である．吸気時に強く聴取されるので気管支音と区別するのに役立つ．

正常呼吸音	聴取部位	呼吸音の模式図	音の強さ	音の高さ
気管呼吸音		吸気　呼気	強い	高い
気管支呼吸音		吸気　呼気	中等度	中等度
肺胞呼吸音		吸気　呼気	弱い	低い

●異常呼吸音（副雑音）の特徴

●副雑音とは，健常者では聴取されない病的な呼吸音である．その多くは，気管，気管支，肺の異常であるが，その他に胸膜，胸壁の異常によっても起こる場合がある．

副雑音		聴取部位	呼吸音の模式図	音の高さ	特徴
連続性ラ音	いびき様音（rhonchi）		吸気 呼気	低音	●気道の分泌物や狭窄部を通過する乱流によって発生する音 ●吸気でも呼気でも聴こえる ●喀痰貯留時によく聴かれる ●音源に近い胸壁上でよく聴かれる
連続性ラ音	笛様音（wheeze）		吸気 呼気	高音	●末梢気道の分泌物や狭窄部を通過する空気によって発生する音 ●呼気終末に聴こえる ●心不全では気管支攣縮を伴うこともあるため気管支喘息との鑑別が必要
断続性ラ音	水泡音（coarse crackle）		吸気 呼気	低音	●気道内の痰が気流により破裂した音 ●吸気でも呼気でも聴こえる ●重症心不全では患者の傍に行っただけで聴かれることがある
断続性ラ音	捻髪音（fine crackle）		吸気 呼気	高音	●吸気により末梢気道が急激に開いて発生する音 ●吸気終末に聴こえやすい ●下肺野で多く聴かれる ●前胸部より背側に多く聴かれる

3

フィジカルアセスメントに必要な検査

3-1　心電図
3-2　胸部X線
3-3　心エコー
3-4　心筋血流シンチグラフィ
3-5　冠動脈造影検査
3-6　肺動脈カテーテル検査

3-1 心電図

- 心電図は，最も簡便に，身体侵襲がなく心臓の機能を知ることができる検査である．
- 心電図には，常時装着して観察することができるモニター心電図と，詳しい診断を行うための12誘導心電図がある．
- モニター心電図は，主に異常の早期発見のために使用し，12誘導心電図は，診断や原因精査のために使用する．

心電図波形からわかる循環の異常

- 心電図波形により，刺激伝導系の異常（不整脈）や心筋の興奮異常（心筋障害）の有無を知ることができる．
- 心電図から得られた情報をもとに，心臓がポンプとしての機能を正常に果たしているかどうかをアセスメントすることができる．

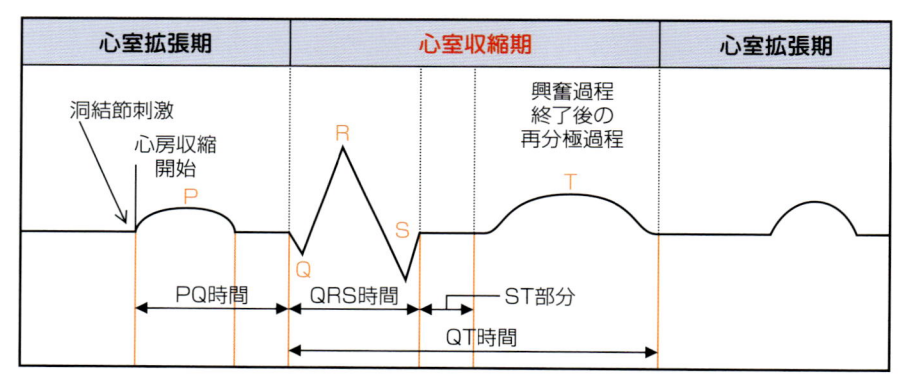

	心室拡張期	心室収縮期	心室拡張期
	洞結節刺激 / 心房収縮開始 / P	R / Q / S / QRS時間	興奮過程終了後の再分極過程 / T / ST部分
	PQ時間	QRS時間	
		QT時間	

P波	P波がない → 心房収縮がない P波の形が異常 → 心房負荷の可能性	心室への血液充満の低下
QRS波	QRS波がない → 心室収縮がない QRS波の形が異常 → 正常な心室収縮ではない	心拍出量の低下
その他	ST・Tの異常 → 心筋の障害	

3章　フィジカルアセスメントに必要な検査——心電図

測定方法

心電図の測定における手順と留意事項は以下のとおり．
①測定前点検を行い，患者に説明をする．
②患者の左手側に心電計を置き，測定者も左手側に立つ．
③四肢電極をつけ，胸部電極をつける．
　●四肢電極はアース電極である黒からつける．
④心電計の画面の波形を確認し，スタート（オート設定）を押す．
⑤記録紙に出力した場合は，波形や較正波を確認する．
　●オート設定では，1mVの較正波が自動的に記録される．

ここがポイント
波形確認時は以下を確認する．
●心電図の基線が動揺していないこと．
●筋電図障害がないこと．
●交流障害がないこと．

●測定前点検

心電計側	患者側
●必要物品は揃っているか確認する 　・四肢電極，胸部電極 ●記録する場合は記録用紙を準備する ●電源が正常に入り，作動するか確認する	●四肢と胸部の状態を確認する（汗や油などの汚れがないか） ●男性の場合，胸毛の状態を確認する 　・必要時は，除毛を行う ●磁気製品の除去 ●交流障害の原因となる電気製品の電源をOffにする

●四肢・胸部電極の位置

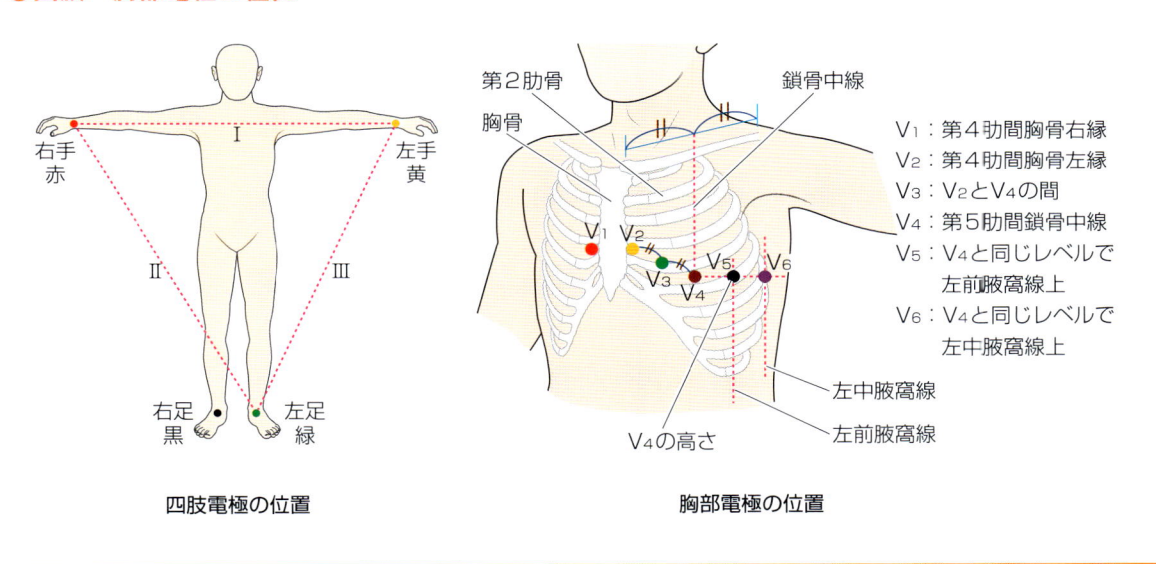

四肢電極の位置
- 右手 赤
- 左手 黄
- 右足 黒
- 左足 緑

胸部電極の位置
- 第2肋骨
- 胸骨
- 鎖骨中線
- V₄の高さ
- 左中腋窩線
- 左前腋窩線

V₁：第4肋間胸骨右縁
V₂：第4肋間胸骨左縁
V₃：V₂とV₄の間
V₄：第5肋間鎖骨中線
V₅：V₄と同じレベルで左前腋窩線上
V₆：V₄と同じレベルで左中腋窩線上

3-1

正常心電図

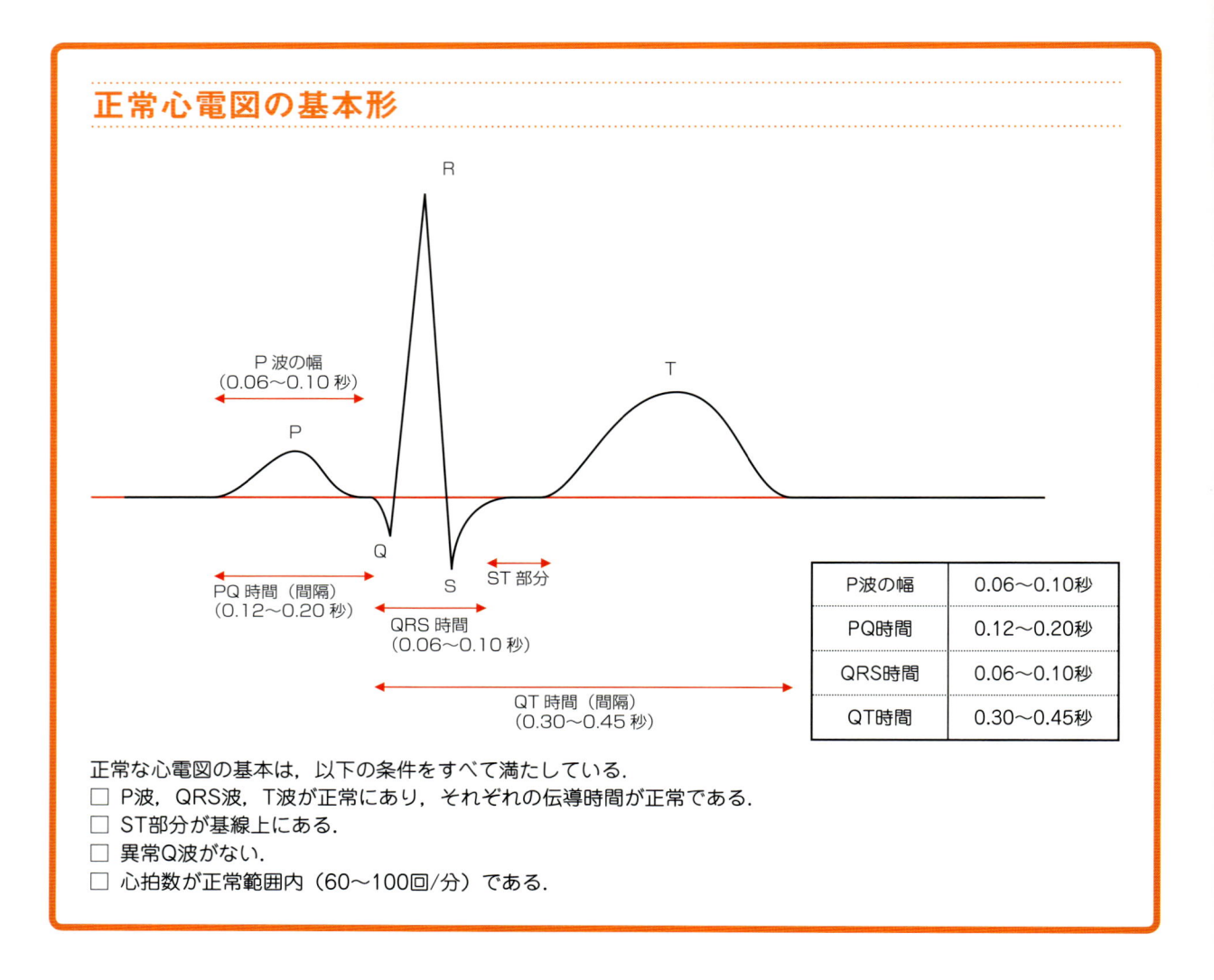

正常心電図の基本形

R

P波の幅
(0.06〜0.10秒)

P

T

Q

S

ST部分

PQ時間（間隔）
(0.12〜0.20秒)

QRS時間
(0.06〜0.10秒)

QT時間（間隔）
(0.30〜0.45秒)

P波の幅	0.06〜0.10秒
PQ時間	0.12〜0.20秒
QRS時間	0.06〜0.10秒
QT時間	0.30〜0.45秒

正常な心電図の基本は，以下の条件をすべて満たしている．
☐ P波，QRS波，T波が正常にあり，それぞれの伝導時間が正常である．
☐ ST部分が基線上にある．
☐ 異常Q波がない．
☐ 心拍数が正常範囲内（60〜100回/分）である．

12誘導心電図

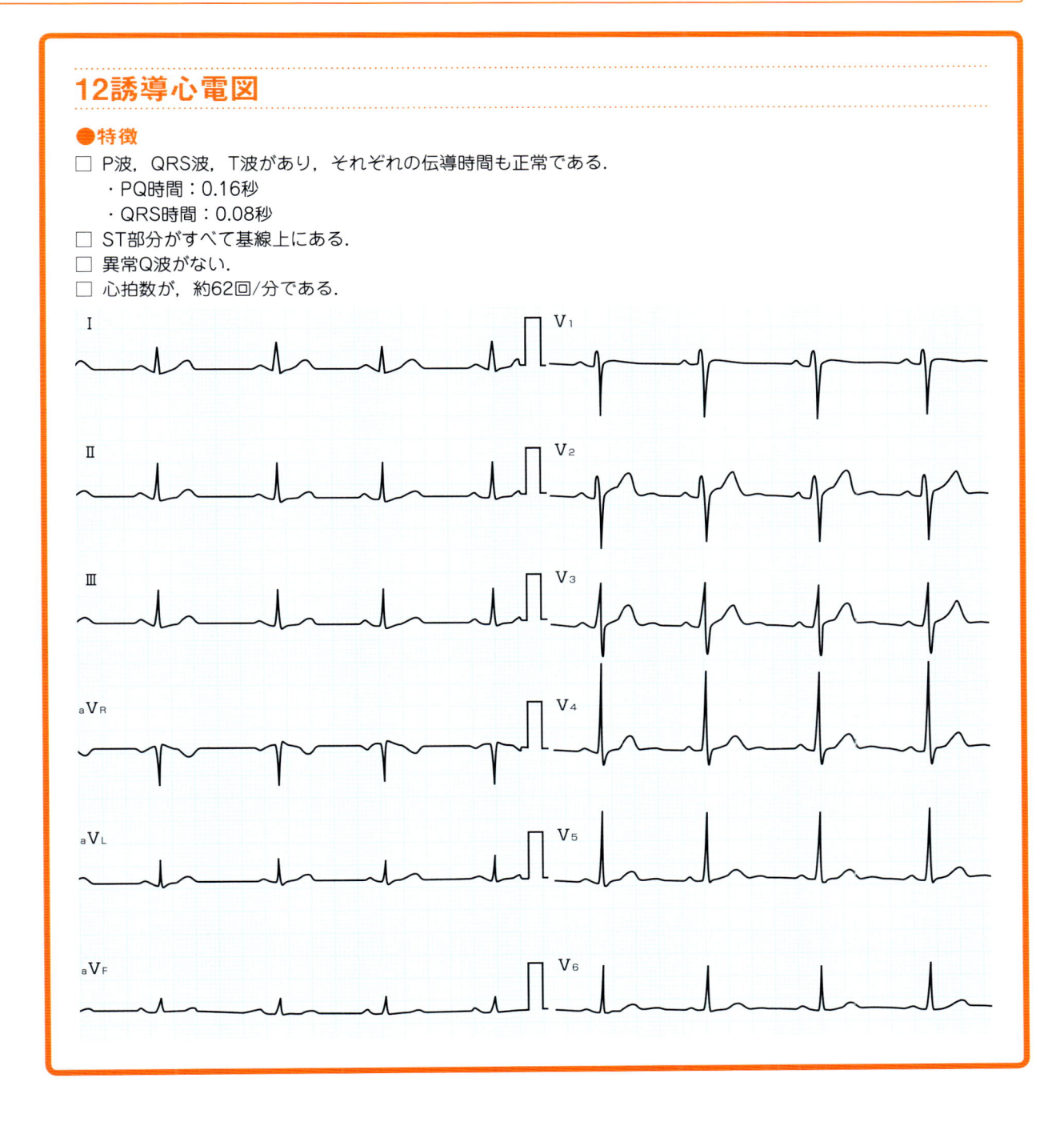

● 特徴

- [ ] P波, QRS波, T波があり, それぞれの伝導時間も正常である.
    - ・PQ時間：0.16秒
    - ・QRS時間：0.08秒
- [ ] ST部分がすべて基線上にある.
- [ ] 異常Q波がない.
- [ ] 心拍数が, 約62回/分である.

3-1

異常心電図

心房性期外収縮（PAC）

●特徴
- 心房内の異所性中枢から発生する刺激で，正常な洞結節からの刺激よりも早いタイミングで収縮が起こる状態をいう．
- P波はあるが，洞調律のP波より早いタイミングで現れる．洞調律のP波と形が少し異なる．
- QRS幅は正常．

●原因

生理的な原因	●精神的緊張，疲労，睡眠不足，過剰喫煙，カフェインやアルコールの過量摂取
病的な原因	●心臓由来： ・心房筋の虚血や心房負荷の増大 ・心筋梗塞，僧帽弁狭窄，大動脈弁膜症，高血圧性心疾患，心筋症，心筋炎，心不全など ・その他：甲状腺機能亢進などの内分泌障害

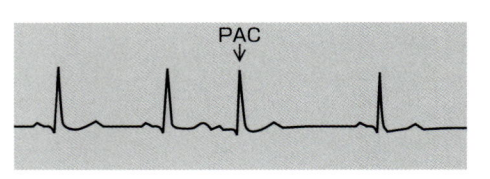

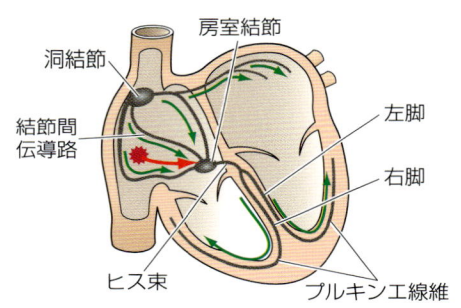

心室性期外収縮（PVC）

●特徴
- 心室筋内の異所性中枢から発生する刺激で，心室の拡張期が終了するより早いタイミングで収縮が起こる状態をいう（遅いものは心室からの補充収縮）．
- P波はないか，または心室からの刺激が逆行性に心房に伝達され逆向きになり，さらにT波付近にあるため，確認できない．
- QRS幅は広く，脚ブロックタイプとなる．

●原因

生理的な原因	●過労，過剰喫煙，カフェインの過量摂取，自律神経異常
病的な原因	●心臓由来： ・心筋の壊死や変性による異所性刺激 ・心筋梗塞，高血圧性心疾患，リウマチ性心疾患，僧帽弁逸脱症候群，心筋炎，心筋症，心不全 ●その他：ジギタリス中毒，低カリウム血症

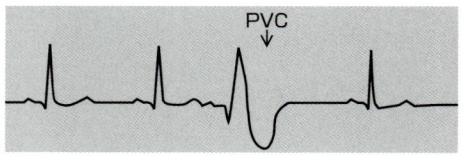

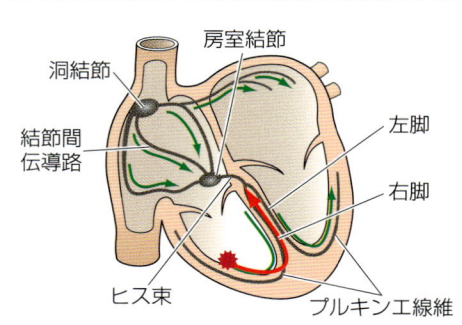

洞房ブロック（Ⅱ度）

●特徴
- 洞房伝導（洞結節から房室結節への伝導）が突然中断され，心房興奮が途切れた状態をいう．
- PQRSが，突然脱落しており休止期があるが，その前後のPQRSは正常．
- 休止期のRR間隔は，直前のRR間隔の2倍もしくは整数倍．

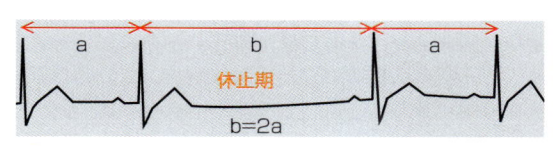

ここがポイント 洞停止との鑑別が必要．

●原因

生理的な原因	●迷走神経緊張（特に高齢者に多い）
病的な原因	●心臓由来： ・刺激伝導系の洞結節付近の虚血・炎症・変性 ・心筋梗塞（下壁梗塞），狭心症，心筋炎，心筋症，洞機能不全症候群 ●その他：ジギタリス中毒

●洞停止（sinus arrest）と洞房ブロック（SA block）の鑑別

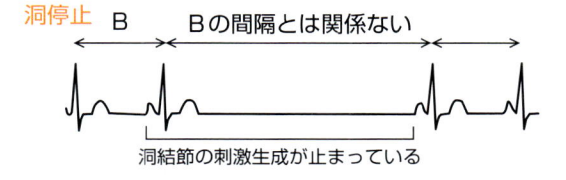

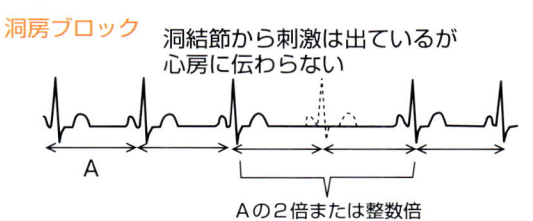

洞停止　B　Bの間隔とは関係ない
洞結節の刺激生成が止まっている

洞房ブロック　洞結節から刺激は出ているが心房に伝わらない
A　Aの2倍または整数倍

Ⅰ度房室ブロック

●特徴
- 房室結節およびその周囲で何らかの伝導障害があるために，心室への刺激伝導が遅延している状態をいう．
- P波に続くQRS波はあるがPQ間隔が延長しており，その間隔が一定の場合がⅠ度房室ブロックである．
- PP間隔，RR間隔が等しく一定である．

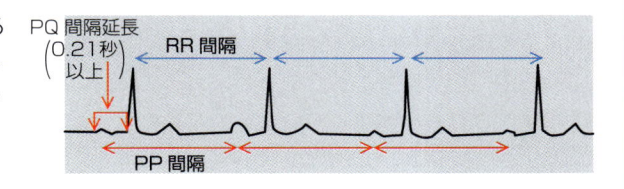

PQ間隔延長（0.21秒以上）　RR間隔　PP間隔

●原因

生理的な原因	●迷走神経緊張（特に高齢者に多い）
病的な原因	●心臓由来： ・刺激伝導系の房室接合部付近の虚血・炎症・変性 ・心筋梗塞（多くは下壁梗塞，前壁梗塞の場合は，ヒス束内またはヒス束下ブロックによる） ・狭心症，心筋炎，心筋症，洞機能不全症候群 ●その他：ジギタリス中毒，抗不整脈薬やβ遮断薬の影響

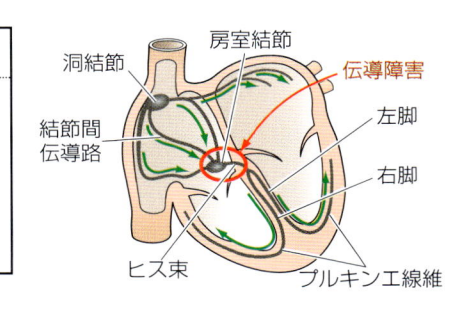

洞結節　房室結節　伝導障害　左脚　右脚　結節間伝導路　ヒス束　プルキンエ線維

3-1

II度房室ブロック（ウェンケバッハ型）

●特徴
- 房室結節およびその周囲で何らかの伝導障害があるために，心室への伝導障害が徐々に遅れ，ついには途切れた状態をいう．
- P波に続くQRS波がときどき脱落しており，かつPQ間隔が徐々に延長している場合は，ウェンケバッハ型である．
- RR間隔は一定ではなく，QRS波脱落前のRR間隔は徐々に延長する．

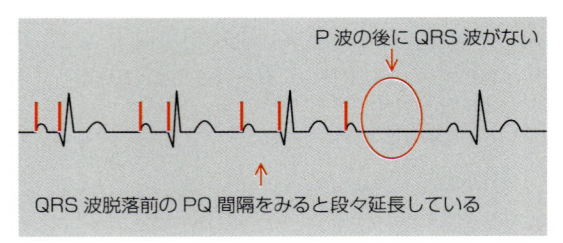

P波の後にQRS波がない

QRS波脱落前のPQ間隔をみると段々延長している

●原因

生理的な原因	●迷走神経緊張（スポーツマンに多い）
病的な原因	●心臓由来： ・刺激伝導系の房室接合部付近の虚血・炎症・変性 ・心筋梗塞（多くは下壁梗塞でI度ブロックに続いて起こる，広範囲前壁梗塞の場合は，不完全三枝ブロックによる） ・狭心症，心筋炎，心筋症 ●その他：ジギタリス中毒，抗不整脈薬

伝導障害が段々強くなり，ついに途切れる

洞結節／房室結節／結節間伝導路／ヒス束／左脚／右脚／プルキンエ線維

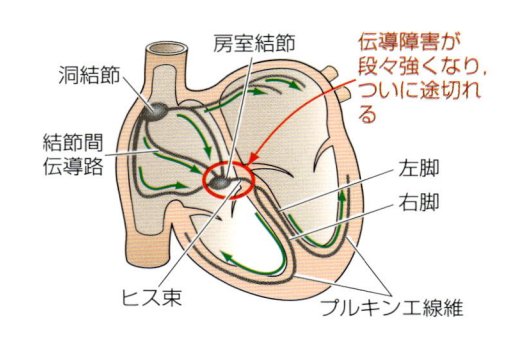

II度房室ブロック（モービッツ型）

●特徴
- 伝導障害があるために，心室への刺激伝導が突然途切れた状態をいう．
- P波に続くQRS波はあるが，ときどきQRS波が脱落しており，PQ間隔は延長していても一定の場合はモービッツ型である．
- QRS波の脱落がないところでは，PP間隔とRR間隔は同じである．

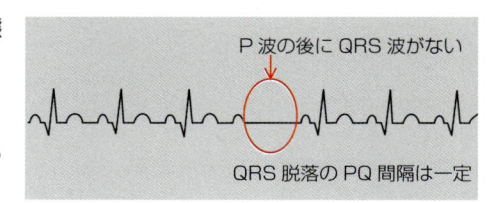

P波の後にQRS波がない

QRS脱落のPQ間隔は一定

●原因

生理的な原因	●健常者にはみとめられない
病的な原因	●心臓由来： ・刺激伝導系の房室接合部付近の虚血・炎症・変性 ・心筋梗塞（多くは下壁梗塞でウェンケバッハ型に続いて起こることが多く，完全房室ブロックに移行しやすい．広範囲前壁梗塞の場合は，不完全三枝ブロックによる） ・狭心症，心筋炎，心筋症 ●その他：ジギタリス中毒，抗不整脈薬

伝導障害があり，突然途切れる

洞結節／房室結節／結節間伝導路／ヒス束／左脚／右脚／プルキンエ線維

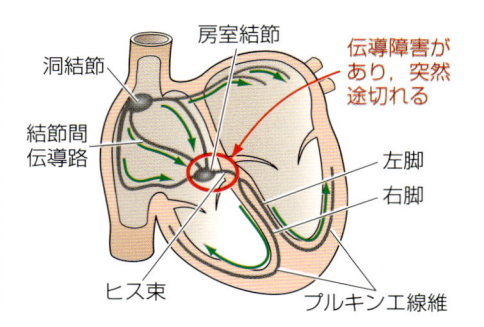

III度房室ブロック（完全房室ブロック）

●特徴
- 房室結節からの刺激がまったく心室に伝わらない状態を完全房室ブロックという．
- 心房と心室は，それぞれの自動能で収縮を行っているため，P波とQRS波は無関係に出現する．
- 心房から心室への伝導障害がヒス束の分岐部以下で起きている場合，心室の興奮を起こす下位中枢は，左脚または右脚，または心室筋のためQRS幅は広くなる．
- PP間隔，RR間隔はそれぞれ一定であるが，PP間隔とRR間隔が等しくない．
- 脈拍数は徐脈となる．

●原因

生理的な原因	●健常者にはみとめられない
病的な原因	●心臓由来： ・刺激伝導系の房室接合部付近の虚血・炎症・変性 ・心筋梗塞（多くは下壁梗塞でII度房室ブロックに続いて起こることが多い．広範囲前壁梗塞の場合は，完全三枝ブロックによる場合が多く，非可逆性で予後不良） ・狭心症，重症心筋炎，心筋症 ●その他：ジギタリス中毒

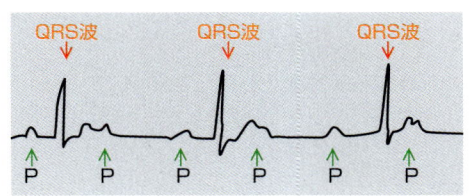

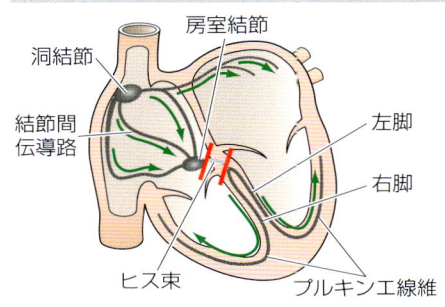

ここがポイント 高度房室ブロックや房室解離との鑑別が必要．

●高度房室ブロックと房室解離との鑑別

III度房室ブロック	●心房からの刺激がまったく心室に伝わらない ●心房と心室は独自のリズムでバラバラに収縮する
高度房室ブロック	●II度房室ブロックにおいて伝導比が2：1より悪い状態
房室解離	心房と心室が異なったペースメーカにより支配されている状態 ●心房は洞結節，心室は房室接合部中枢の支配を受ける ●P波とQRS波の数はほぼ同数 ●P波とQRS波はつながっていない ●P波は通常洞性で，洞不整脈を伴うことが多い

3つのP波に対してQRS波が1つしかない，つまり，3：2の割合でQRS波の脱落が起きている（3：1の高度房室ブロック）

3-1

心房細動（AF）

●特徴
- 心房内のいたるところで無秩序に350回/分以上の興奮が発生している状態をいう.
- 心房の刺激頻度があまりにも多いため，心室は不応期にかかりやすく，すべての刺激が伝わらずRR間隔は不規則となる.
- P波はなく基線が不規則に揺れる細動波（fibrillation波：f波）がみられる.

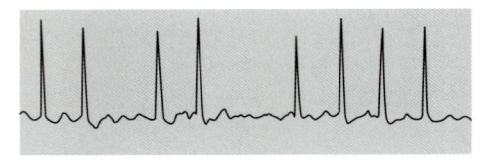

●原因

生理的な原因	●精神的緊張，疲労，睡眠不足，過剰喫煙，カフェインやアルコールの過量摂取
病的な原因	●心臓由来： ・心房圧の亢進，心房筋の虚血 ・心筋梗塞に伴う心不全，心房梗塞 ・心筋症，僧帽弁狭窄，心筋炎 ●その他：甲状腺機能亢進症などの内分泌障害

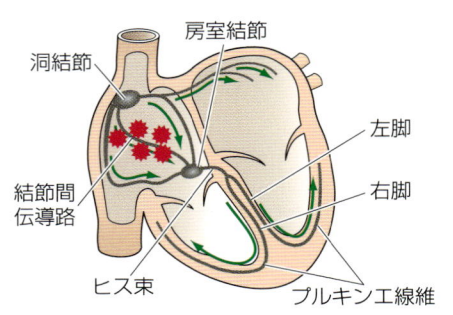

心房粗動（AFL）

●特徴
- 心房筋の1カ所から250～350回/分の頻度で規則正しく刺激が発生している状態をいう.
- 心房の刺激頻度が多いため，心室は不応期にかかりやすく，すべての刺激が伝わるとは限らない．心房での刺激がすべて心室へ伝われば1：1伝導，2回のうち1回であれば2：1伝導となる.
- P波はなく，鋸歯状の粗動波（Flutter波：F波）がみられる.
- RR間隔は伝導比が一定であれば，規則的となる.

●原因

生理的な原因	●健常者にはみられない
病的な原因	●心臓由来： ・心房圧の亢進，心房筋の虚血，心房筋の変性 ・心筋梗塞に伴う心不全，心房梗塞（心房細動の場合より病態が進行していることが多い） ・心筋症，僧帽弁狭窄，心筋炎，心膜炎 ●その他： ・甲状腺機能亢進症，ジギタリス中毒，電解質異常 ・カテコールアミンで誘発される

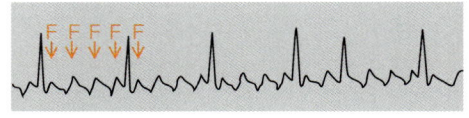

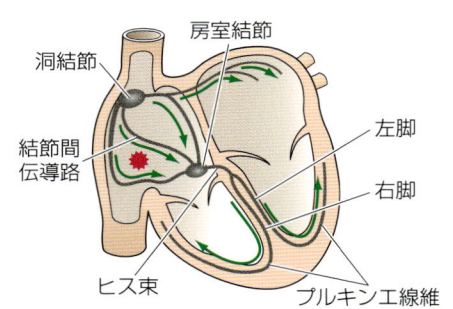

3章 フィジカルアセスメントに必要な検査——心電図

発作性上室性頻拍（PSVT）

●特徴
- 心房ならびに房室結節内より突然発生し，突然終了する頻拍のことをいう．
- P波はみとめにくく正常な形とは異なるが，QRS幅は正常でRR間隔は一定である．

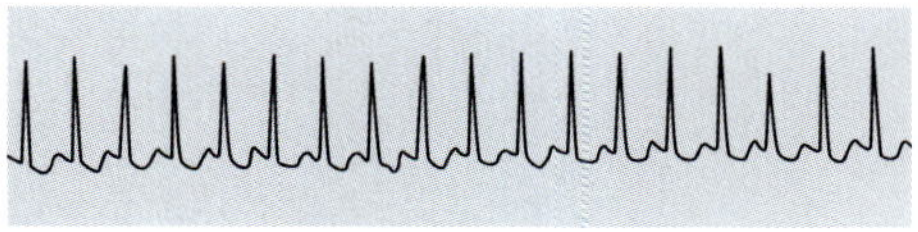

●原因

生理的な原因	●精神的緊張，疲労，睡眠不足，過剰喫煙，カフェインやアルコールの過量摂取
病的な原因	●心臓由来： ・自動能の亢進　・心筋梗塞 ・高血圧性心疾患　・WPW症候群，LGL症候群 ●その他： ・甲状腺機能亢進症，電解質異常

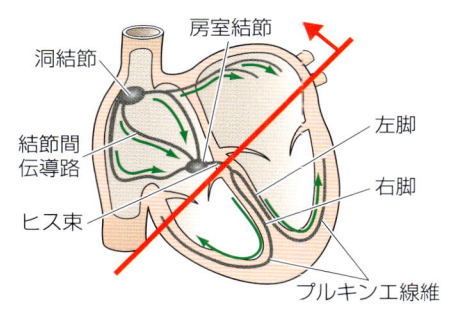

ここがポイント 発作性心房性頻拍（PAT）や心室性頻拍（VT）との鑑別が必要．

心室性頻拍（VT）

●特徴
- 心室に発生した異所性興奮が旋回することや，心筋細胞の自動能が亢進することで発生する頻拍のことをいう．
- 心室性期外収縮が3連発以上発生すると心室性頻拍と定義される．
- 30秒以上持続する持続性頻拍（sustained VT）と30秒以内に自然に治まる非持続性頻拍（non-sustained VT）がある．
- 幅広いQRS波（QRS時間≧0.12秒）が連続し，P波はQRS波に隠れてみえないことが多い．

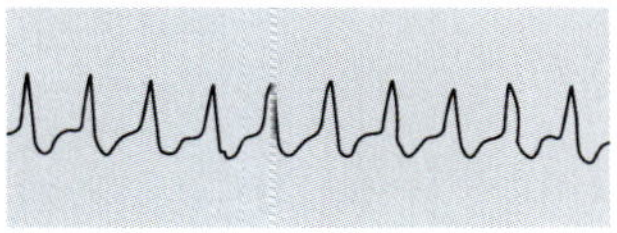

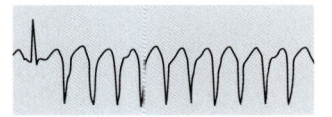

●原因

病的な原因	●心臓由来：・心筋梗塞　・突発性心筋症　・不整脈源性右室異形成　・心筋炎　・僧帽弁逸脱症候群，QT延長症候群 ●その他：・低カリウム血症，ジギタリス中毒

●心室性頻拍の波形による違い
- 🔴**上向きの波形**：刺激の発生部位が心室の上のほうにあり，発生した刺激がプルキンエ線維を通常通り伝わるため，心室の収縮波形は上向きの波形となる．
- 🔵**下向きの波形**：刺激の発生部位が心室の下のほうにあり，発生した刺激がプルキンエ線維を逆行して伝わるため，心室の収縮波形は下向きの波形となる．

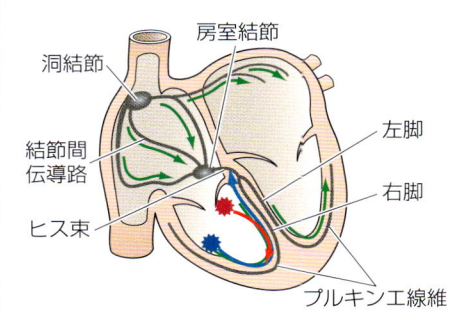

45

3-1

心室細動（Vf）

●特徴
- 心室内のさまざまな場所で，異所性興奮が無秩序に早い周期で繰り返し起こっている状態をいう．
- 心室が無秩序な興奮を起こしているため，心室全体としての均一な収縮がなく，心室からの血液拍出が行われない→心停止と同じ状態．

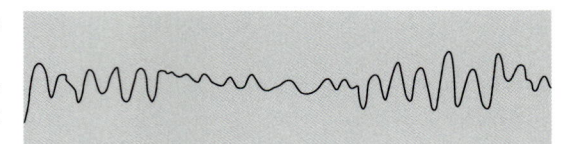

洞不全症候群（SSS）

●特徴
- 洞機能が低下することにより，洞性徐脈，洞停止，洞房ブロックなどが複合して発生する不整脈である．
- Ⅰ型（持続性の洞性徐脈），Ⅱ型（洞停止または洞房ブロック），Ⅲ型（徐脈頻脈症候群；Ⅰ型，Ⅱ型に頻脈発作を合併）に分類される．
- ☐ Ⅰ型：正常な波形だが，脈拍数は60回/分未満．
- ☐ Ⅱ型：突然P波が脱落する．
- ☐ Ⅲ型：脈拍発作が停止したときに正常な波が出現するまでに間隔がある．

Ⅰ型：持続性の洞性徐脈

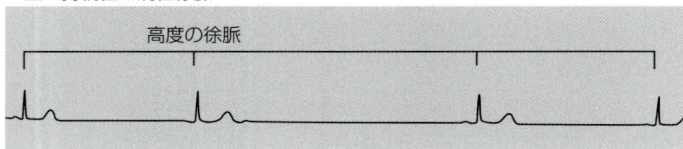

Ⅱ型：洞停止または洞房ブロック

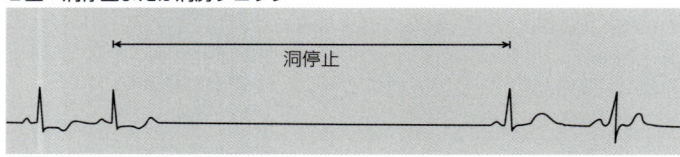

Ⅲ型：徐脈頻脈症候群

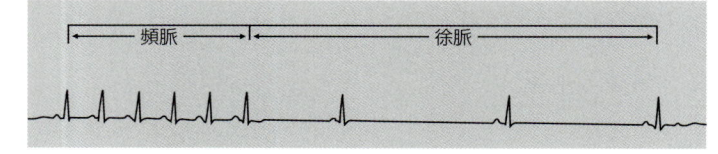

主な疾患の心電図の判読ポイント

冠動脈と心筋栄養部位と心電図変化

- 冠動脈は，栄養している心筋部位がそれぞれ異なる．そのため，冠動脈に障害があると，その栄養部位に異常が起き，それが心電図変化となって現れる．
- 左前下行枝に障害があると，前壁や前壁中隔に異常が起き，その結果，胸部誘導に変化が現れる．心電図の胸部誘導は，心臓の前壁や前壁中隔の状態を表しているからである．
- 一方，右冠動脈に障害があると，下壁に異常が起き，その結果，四肢誘導のⅡ，Ⅲ，aVFに変化が現れる．Ⅱ，Ⅲ，aVFは，心臓の下壁の状態を表しているからである．

	部位	I	Ⅱ	Ⅲ	aVR	aVL	aVF	V1	V2	V3	V4	V5	V6
左前下行枝	中隔							○	○				
	前壁									○	○		
	前壁中隔							○	○	○	○		
	広範囲前壁	○				○				○	○	○	○
左回旋枝	側壁	○				○							
	高位側壁	○				○							
	後壁							○	○				
右冠動脈	下壁		○	○			○						
	下側壁		○	○			○					○	○

ST変化

- 心筋虚血に伴うST変化は，冠動脈からの血液供給が減少している心筋部位に現れる．
- ST変化の部位から，冠動脈の狭窄部位を知ることができる．

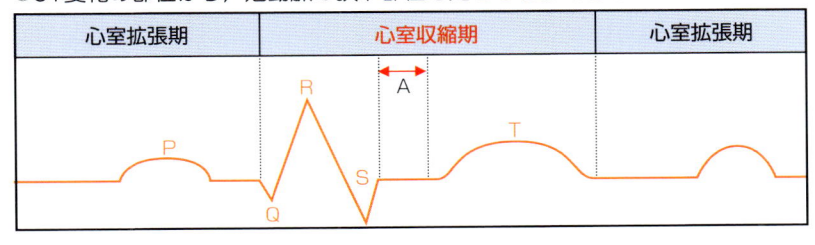

A 心筋全体に電気刺激が伝わり終わった状態
↓
STは基線と同じであるべき

心筋に何らかの問題があるとST部分が変化する

心筋虚血の心電図変化

- ST部分は，心筋全体に電気刺激が伝わり終わった状態であり，心筋が正常な場合，STは基線と同じである．
- 心筋が酸素不足，つまり心筋虚血の状態になると，電位の回復が遅れることにより，ST部分は低下する．

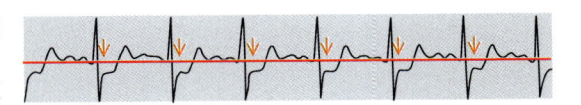

3-1

心筋障害と心電図変化

- 心筋に壊死などの障害があるとその部位の電位は，非障害部位の電位より低くなる．そのため，刺激伝導系による興奮とは無関係に電流が非障害部位から障害部位に流れる．
  その結果，障害のある部位のSTが上昇する．

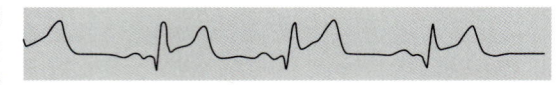

狭心症の心電図例

- 胸部誘導のV$_{2～3}$でSTの低下をみとめる．
- 左前下行枝（LAD）領域の心筋虚血の可能性あり．

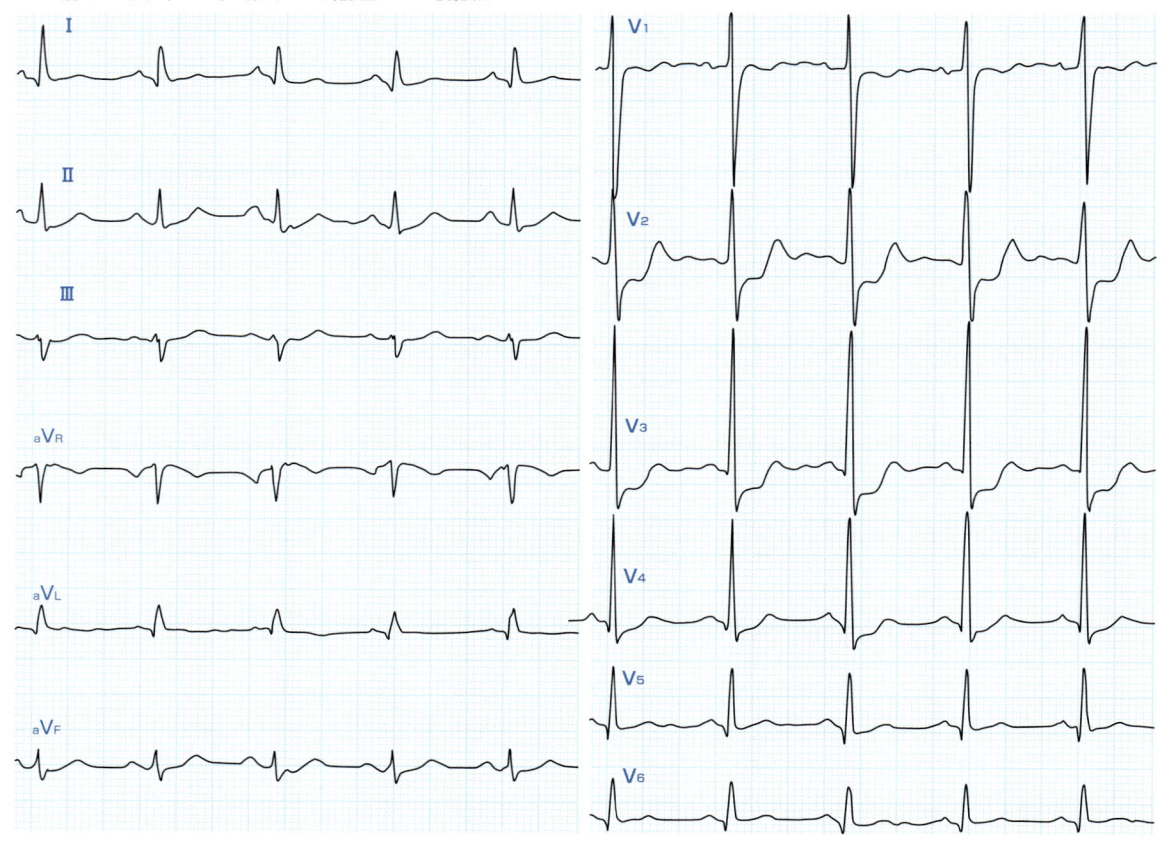

3章　フィジカルアセスメントに必要な検査——心電図

心筋梗塞の心電図例

●症例1
- 胸部誘導V₁〜₅でSTが上昇している．
- 左前下行枝（LAD）領域の梗塞の可能性あり． ➡ 前壁中隔または広範囲前壁の心筋梗塞の可能性あり．

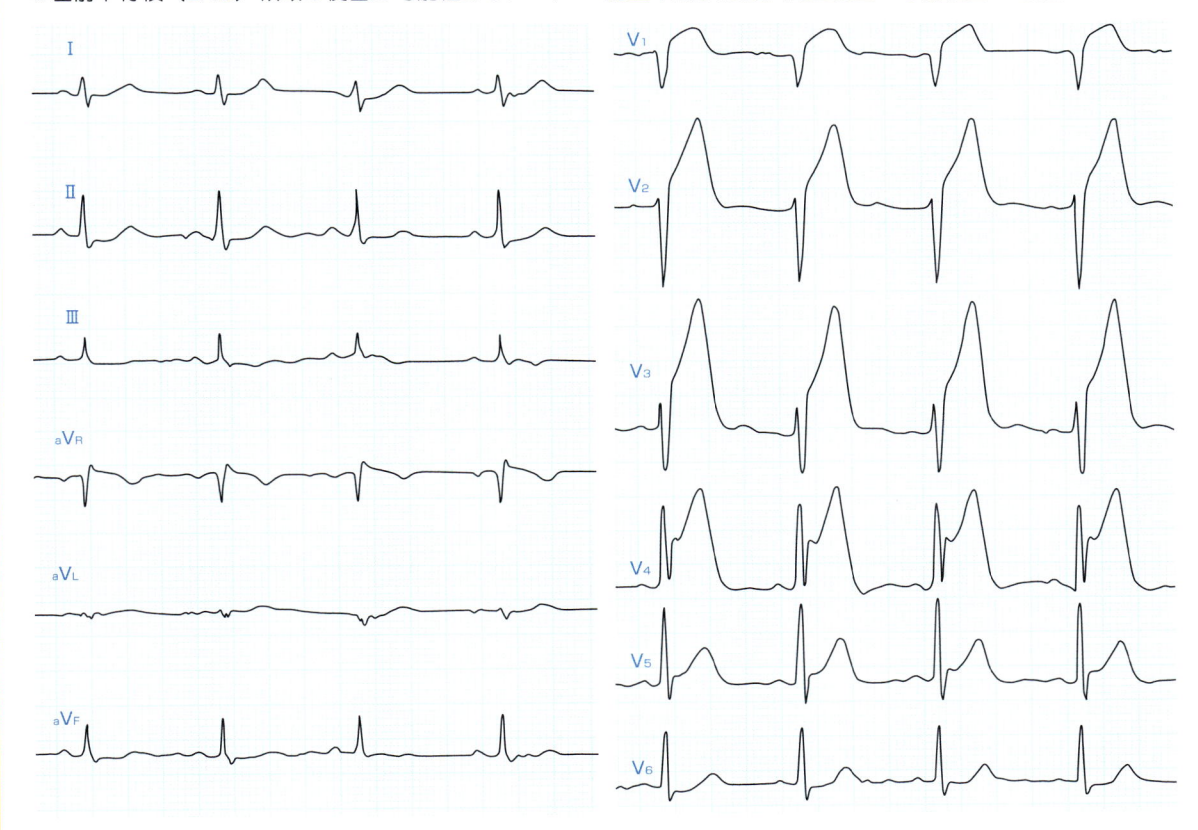

Column　急性心筋梗塞の心電図は時間とともに変化する!?

　心電図は，心筋の活動電位の状態を表しているので，電位が変化すると心電図も変化する．心筋梗塞の超急性期は，壊死心筋（障害心筋）からたくさんの電気刺激が放出されており，そのため，T波が増高し，次にSTが上昇するが，壊死心筋の活動電位が落ち着き，壊死した心筋部分の動きがなくなると，R波が減高しはじめる．心筋壊死が心内膜から心外膜まで全層にわたると異常Q波が出現し，完全に心筋が壊死してしまうとその部分は，QSパターンとなる．T波は，発症から2〜3時間で増高し，STは5〜6時間で上昇してくる．また，異常Q波は，2〜3日で出現し，壊死心筋が落ち着くのは，2週間から1カ月くらいかかる．

　したがって，急性心筋梗塞の場合，経時的に心電図を追跡することが必要となる．

49

3-1

● **症例2**
● 四肢誘導Ⅱ，Ⅲ，aVFでSTが上昇している．
● $V_{2～5}$のST低下は，鏡像変化（ミラーイメージ）による．
● 右冠動脈（RCA）領域の梗塞の可能性あり．
　↓
● 下壁梗塞の可能性あり．

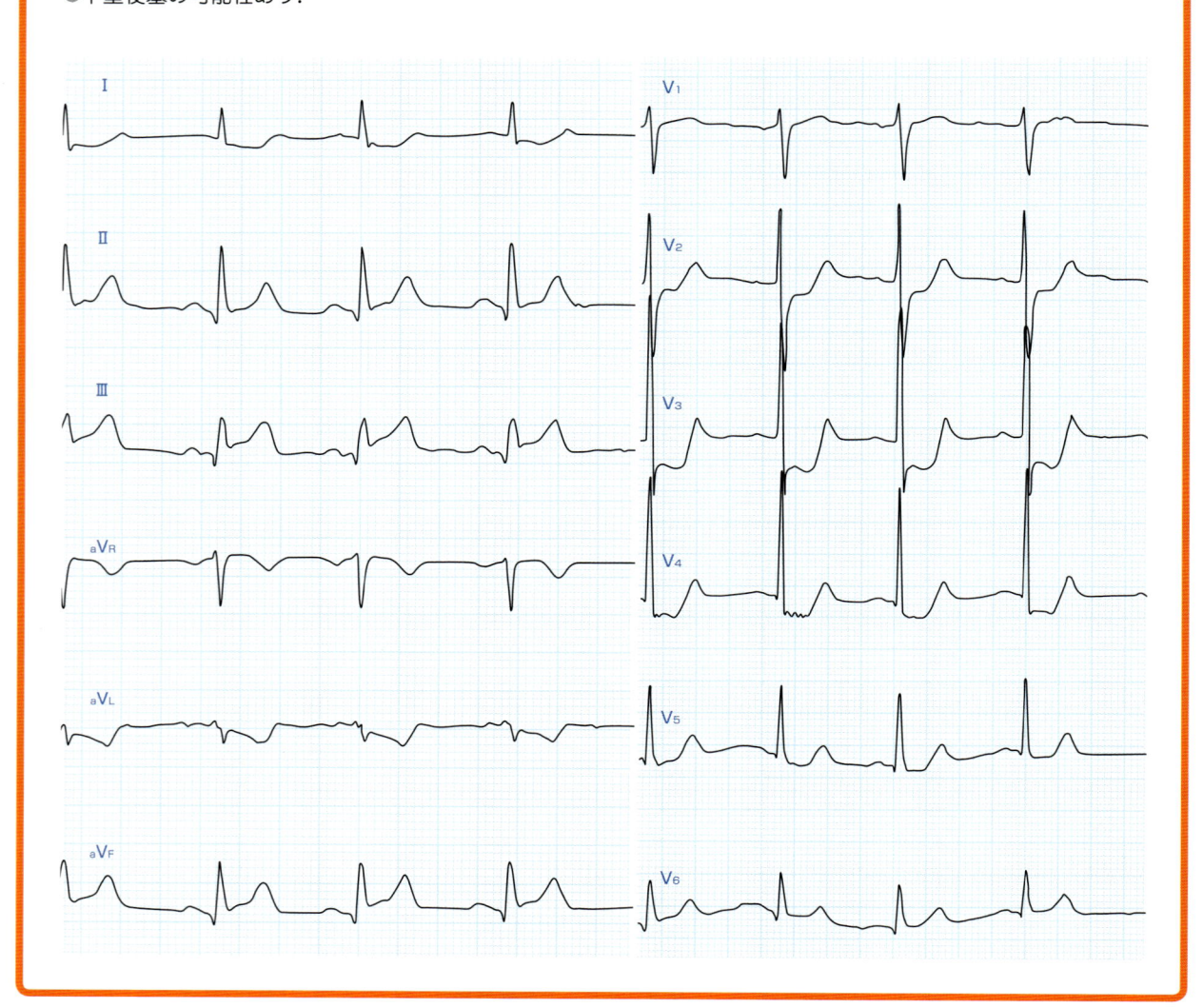

●急性心膜炎の特徴と原因

- ほぼすべての誘導（aV_Rを除く）でSTの上昇があるが、T波の増高はない．
- PR部分の低下がある（aV_Rでは上昇）．

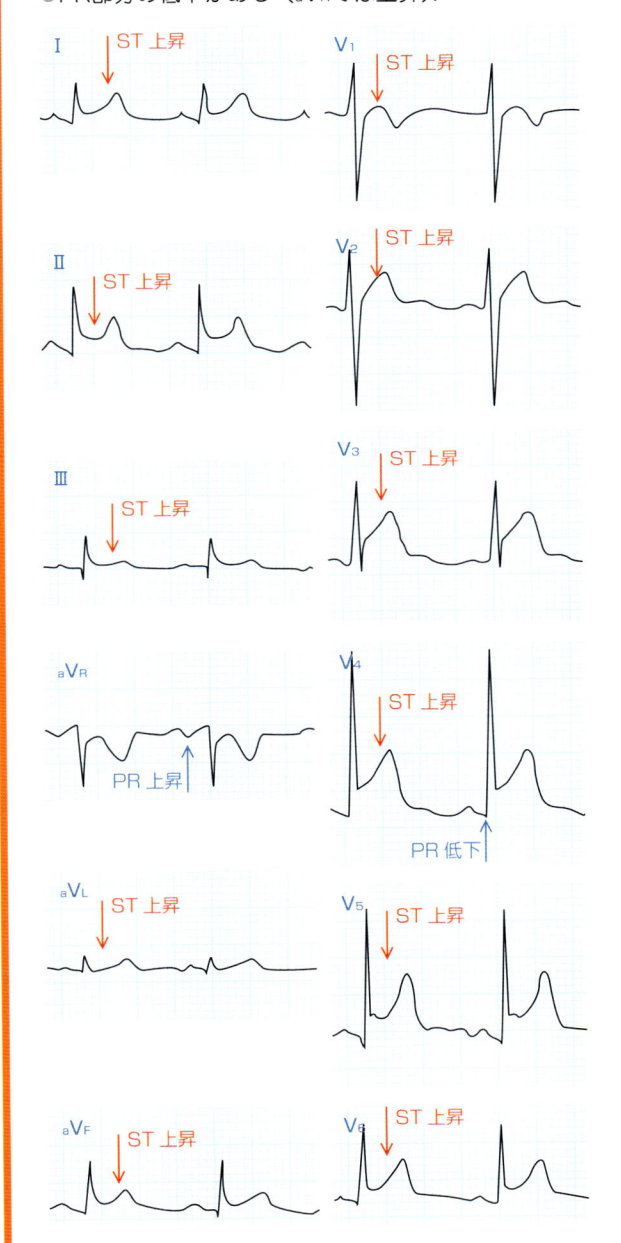

（I　ST上昇／II　ST上昇／III　ST上昇／aV_R　PR上昇／aV_L　ST上昇／aV_F　ST上昇／V_1　ST上昇／V_2　ST上昇／V_3　ST上昇／V_4　ST上昇、PR低下／V_5　ST上昇／V_6　ST上昇）

- 化膿菌、結核菌・ウイルス・真菌その他の感染によるものが多い．
- 原因不明の突発性心膜炎は、ウイルス感染によるものが多い．
- 基礎疾患として、リウマチや膠原病、尿毒症、腫瘍をもつ場合がある．

急性心筋炎

- ほぼ全誘導STの上昇がある．
- 心電図のみでは、心膜炎との鑑別は困難である．

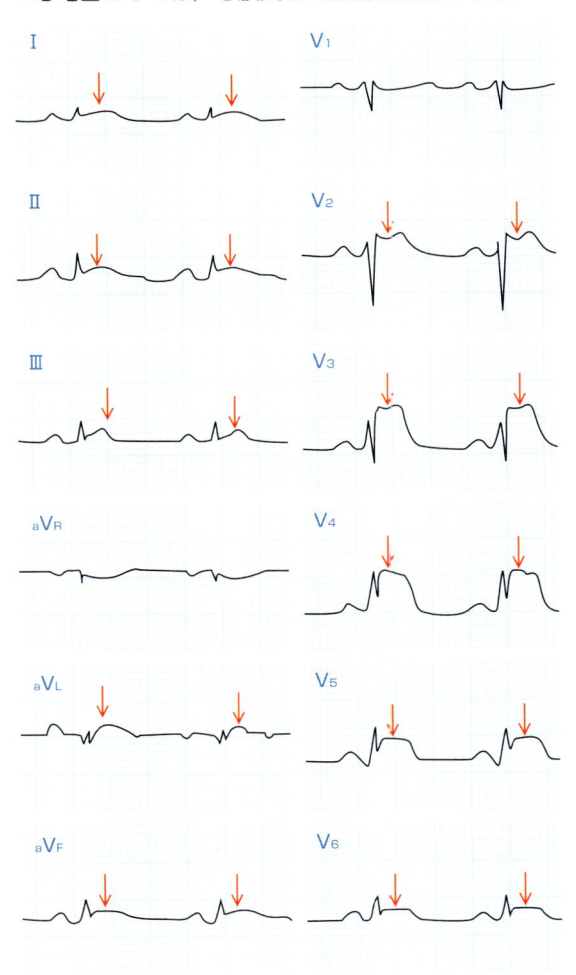

- 細菌、ウイルス、真菌、寄生虫によるものが多い．
- その他、放射線、薬品、毒物などによっても起こる．

3-2　胸部X線

- 胸部X線は，被曝量が少ないなど侵襲が少なく，簡便な検査である．そのため，ICUではもちろん循環器病棟でも多く実施され，看護師にとって身近な検査である．
- 1枚のX線画像からは，多くの情報を得ることができる．

胸部X線でわかること

- 心不全症状である心胸郭比の拡大や肺うっ血，胸水の貯留などを評価することができるため，循環器領域ではかかせない検査である．
- 胸部X線からは，主に以下の情報が得られる．
  ① 縦隔・心大血管：心臓や大血管の大きさや偏位
  ② 肺門：肺うっ血
  ③ 肺野：胸水の貯留
  ④ 横隔膜
  ⑤ 挿入されているカテーテルやチューブの位置

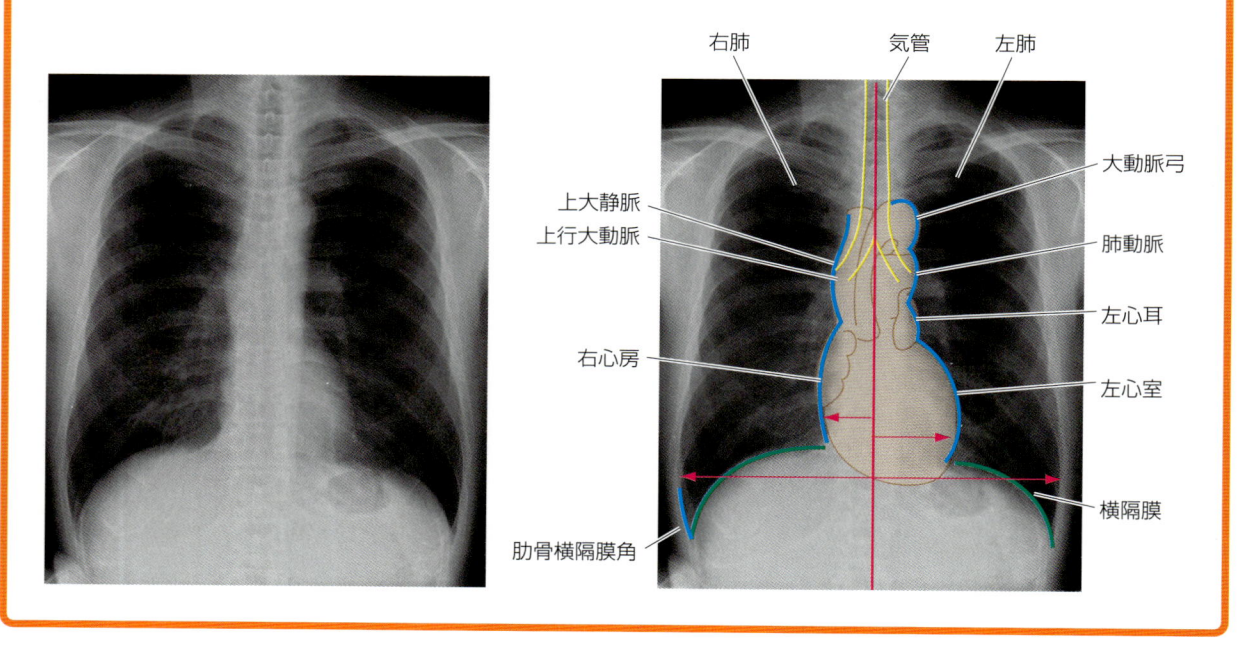

X線の撮影方法・種類

- 通常は，立位でX線発生装置からX線が背側から腹側に通過（P-A；posterior-anterior）する正面後前像（posteroanterior view）で行われる．重症な患者の場合は，X線が腹側から背側に通過（A-P；anterior-posterior）する背臥位像（supine view）で行われる（一般的に「ポータブル撮影」といわれる撮影方法）．

● 正面後前像（立位）と背臥位像（臥位ポータブル撮影）の比較

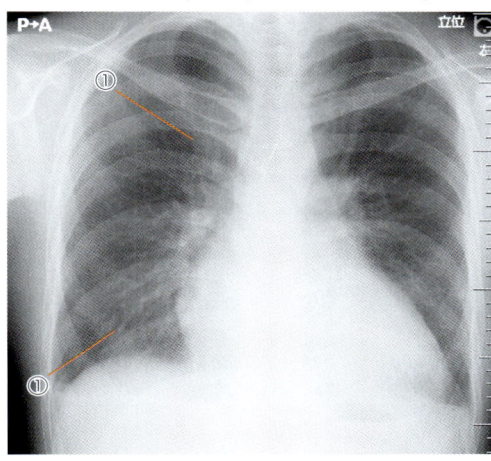

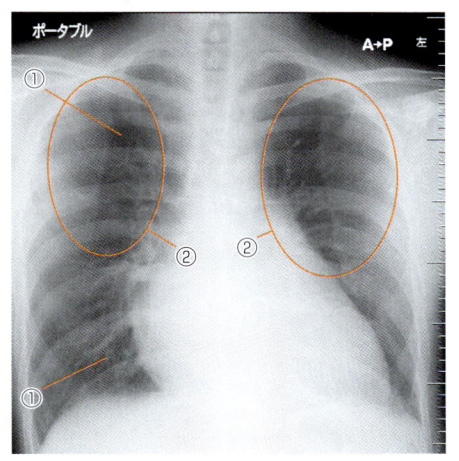

臥位ポータブル撮影では，①上肺野と下肺野の陰影が同程度となり，②肩甲骨が内側に位置している（同日の画像ではないため，心胸郭比と横隔膜の挙上の比較はできない）．

> **ここがポイント**　2種類の撮影方法があるため，撮影方法による画像の特徴を理解したうえで読影すること．

● 背臥位像の特徴

立位と背臥位では，重力の影響により画像に違いが出る（下表は背臥位像の特徴）．

特徴	理由	読影時の注意点
心臓が約25％拡大することがある	●重力の影響で立位では心臓が縦に伸びたような状態となり，臥位では，心臓が横に寝た状態となるため	心臓の大きさを正しく評価できない
上肺野の血管が下肺野の太さと同程度となる	●立位では重力の影響で上肺野より下肺野の血流が多くなるが，臥位では重力の影響がなくなるため上肺野の血流が増加する ●臥位となることで，肺血流全体が約30％増加する	肺うっ血を正しく評価できない
胸水が背側に優位に分布する	●水は肺より重いため，立位では肺の下のほうに溜まるが，臥位では背側全体に溜まる	肺うっ血と区別がつきにくい
横隔膜が高位になる	●腹圧のため，横隔膜が十分に下降しない	肺の容積が小さく写る
肩甲骨が内側に位置する	●立位では，撮影時に両肘を外側に軽く挙上するように指示し，肩甲骨が上肺野に重ならないようにしている	上肺野の読影が困難となる

> **コツ！**　ポータブル撮影を行う際は，できる限り同じ角度で，なおかつ座位（立位に近い体位）で撮影することが大切！ このことを検査の介助時や撮影時に看護師が理解しておくこと．

3-2

正常胸部X線の読影の基本

X線には，4つの基本的な濃度があり，それぞれX線の透過性が異なるために写真の濃度に差が生まれる．

濃度	具体例	X線の透過性	フィルムへの写り方
カルシウム	骨，歯，石灰化	悪い（＝白く見える）↕良い（＝黒く見える）	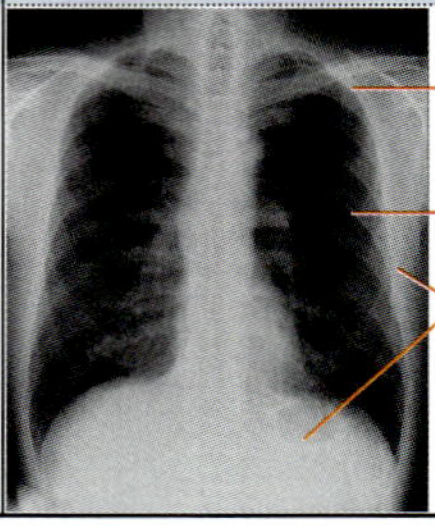 白く見える＝骨／黒く見える＝空気／灰色に見える＝水や脂肪
水	心血管，実質臓器，筋肉，腫瘍		
脂肪	皮下脂肪，縦隔脂肪		
空気	肺，気道内，腸管内		

ここがポイント　X線の読影ポイント
- フィルムから少し離れて全体を見る（まずは全体像を把握する）．
- 過去の画像（1〜2枚程度）を並べて比較する．
- 身体の外側から内側に順番に見る（軟部組織→骨→縦隔→肺門陰影→肺野）．
- 胸郭の左右対称性を見る．
- 撮影方法の条件を考慮する（ポータブル撮影か否か，立位か座位か臥位か，腋窩の軟部陰影や鎖骨や肋骨など，本来同じように写るべき部位の透過性に差はないか）．

異常胸部X線の読影①：心胸郭比の拡大

心胸郭比（CTR）とは，X線画像で胸郭の横幅に対する心臓の横幅の比のこと．

心胸郭比の測定方法

$$心胸郭比（CTR）= \frac{a（右側の最大水平径）+ b（左側の最大水平径）}{c（胸郭の最大内径）} \times 100$$

※正常値：成人で50％以下，小児では55％以下．

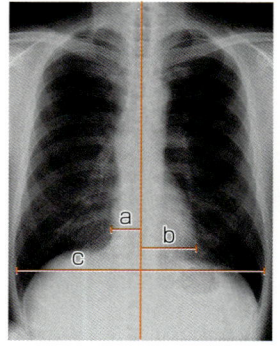

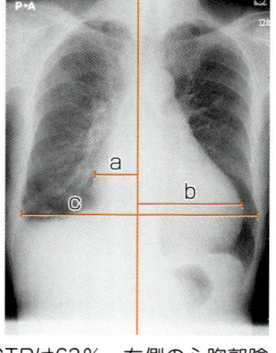

MEMO
実際に心胸郭比を計算してみよう！
a（右側の最大水平径）が0.5cm，b（左側の最大水平径）が0.9cm，c（胸郭の最大内径）が4.1cmとすると
$$CTR = \frac{0.5 + 0.9}{4.1} \times 100 ≒ 34\%$$
となる

左側のCTRは34％，右側のCTRは63％．右側の心胸郭陰影が著明に拡大している．これに加えて心エコーなどで心内腔の拡大を伴っていれば"心拡大"と診断される．

異常胸部X線の読影②：肺うっ血

- 肺うっ血は，左心不全でみられ，肺の静脈系に血液がうっ滞している状態をいう．
- 血行動態的背景によって3段階に分けられる（下記参照）．
- 段階によって異なるが，症状は，労作時の呼吸困難感や起座呼吸，泡沫状の痰などがみられる．
- 呼吸音は，湿性ラ音が聴こえる．

●肺うっ血の段階とX線画像の所見

段階	肺うっ血	間質性肺水腫（高度の肺うっ血）	肺胞性肺水腫（重篤な肺うっ血）
病態	●肺血管内の血液が増加した状態で，肺血管外には水分が漏れていない状態 ●肺動脈楔入圧（PAWP）*が約12mmHg以上で生じる	肺の血管外の水分が異常に増加した状態	
		●肺毛細血管から水分が血管外に漏れているが，肺胞内には滲出していない状態 ●PAWP*が約18mmHg以上で生じる	●水分が肺胞内に漏れている状態 ●PAWP*が約25mmHg以上で生じる
X線画像のポイント	●心胸郭比50％以上 ●上大静脈の拡大による上縦隔の拡大 ●上肺野の肺静脈陰影の増強 ●肺動脈の拡大 *肺動脈楔入圧（PAWP）：新規発症の急性心不全の目安となる．慢性心不全の急性増悪では，肺うっ血や肺水腫が生じるPAWPは高くなる．また，低アルブミン血症がある場合は，血清膠質浸透圧が下がるため，肺水腫が生じるPAWPはもっと低くなる	●気管支周囲の浮腫 ●血管周囲の浮腫 ●Kerly線：浮腫による小葉間隔壁の肥厚による陰影 A線：肺門から上肺野にかけて肺門に向かう5〜10cmの線状影 B線：下肺野の肋骨横隔膜部に側胸膜と直交する2〜3cmの線状陰影 C線：下肺野に網状の線 ●vanishing tumor：右上中葉間裂の葉間胸水 ●両側肋骨横隔膜角の鈍化：少量の胸水による陰影	●バタフライ陰影：両側肺門部を中心にみられる蝶の羽型陰影 ●air bronchogram：気管支内の空気透亮像 ●粒状影（肺胞性結節）と粒状影の融合による境界不明確な陰影（浸潤影）
イメージ	①心胸郭比が約62％に拡大し，②上肺野の肺静脈陰影が増強，③上縦隔も拡大し，④肺動脈も拡大しているのがわかる	①血管周囲の浮腫によって肺門部血管陰影の輪郭が不鮮明で，②KerlyB線と③C線も確認できる	①バタフライ陰影とともに，②粒状影の融合による境界不明確な陰影がみられる

3-2

●左心不全の病態

左心室からの心拍出量が減少 → 左心室に血液がうっ滞 → 左心房に血液がうっ滞
↓
肺うっ血 ← 肺静脈に血液がうっ滞

●肺うっ血に対する看護ケア

状況	ケアのポイント	看護上の臨床判断
肺うっ血が増強	**呼吸・循環**：湿性ラ音の聴取や呼吸困難感の出現など左心不全症状に注意する **体液管理**：体重やin-outバランスについてより厳重に観察し、オーバーバランスにならないよう早めに医師へ報告する **活動**： ●循環血液量の増加が考えられる場合には、頭部を挙上し、静脈還流量を減少する ●活動による負荷サインに注意し、どの程度の活動が可能かアセスメントする	●左心不全増悪が考えられる ●基礎疾患の増悪や合併症の可能性をアセスメントしながら、バイタルサインの観察（特に呼吸状態）は厳重に行い、心拍出量を規定する因子（前負荷、後負荷、心収縮力、心拍数）の調整を図ることで左心不全の増悪を予防する
肺うっ血が改善	**呼吸・循環**： ●血管内脱水による頻脈や血圧低下に注意しながら、口渇など自覚症状を観察する ●利尿による低カリウム血症からの不整脈の出現に注意する **体液管理**：体重やin-outバランスをアセスメントし、飲水制限や利尿剤について医師と調整する **活動**：活動の拡大について医師と調整し、血管内脱水による起立性低血圧に注意しながら活動をすすめる	●除水による左心不全の改善を評価し、活動を拡大する必要がある。しかし、同時に血管内脱水による心拍出量の減少に注意する ●血管内脱水では、活動（臥位→立位や左右の側臥位への体位変換、食事など）による血圧低下が出現しやすい ●β遮断薬を内服中の患者では、脱水による頻脈がみられず血圧が低下しやすい

異常胸部X線の読影③：胸水

- 胸水とは、胸膜から血漿成分が滲み出し、胸腔内に貯留することをいう。胸膜には、「壁側胸膜」と「臓側胸膜」の2つがある。「壁側胸膜」は静脈系として右心房に、「臓側胸膜」は肺静脈として左心房に還流する。
- 右心不全でも左心不全でも胸水は貯留する。
- 右心不全：全身の静脈系がうっ滞（体循環系がうっ滞）するため、主に「壁側胸膜」からの胸水が貯留する。
- 左心不全：肺静脈系がうっ滞（肺循環系がうっ滞）するため、肺うっ血と「臓側胸膜」からの胸水が貯留する。

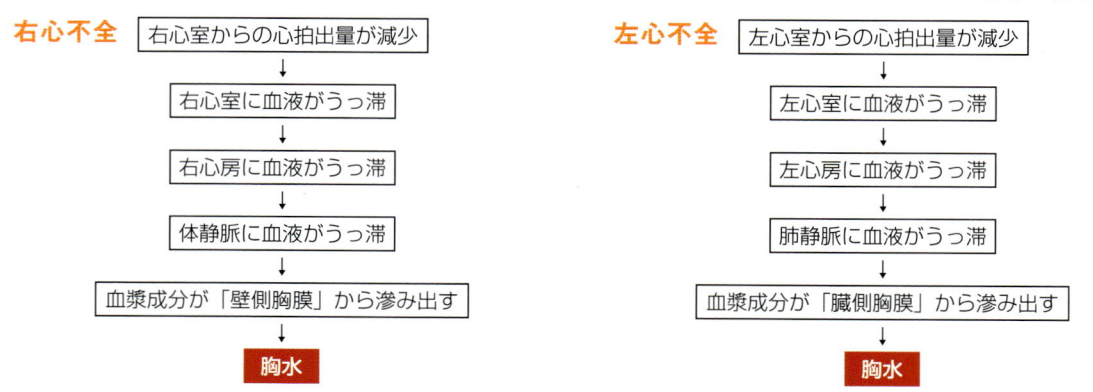

右心不全
右心室からの心拍出量が減少
↓
右心室に血液がうっ滞
↓
右心房に血液がうっ滞
↓
体静脈に血液がうっ滞
↓
血漿成分が「壁側胸膜」から滲み出す
↓
胸水

左心不全
左心室からの心拍出量が減少
↓
左心室に血液がうっ滞
↓
左心房に血液がうっ滞
↓
肺静脈に血液がうっ滞
↓
血漿成分が「臓側胸膜」から滲み出す
↓
胸水

●胸水貯留→改善後

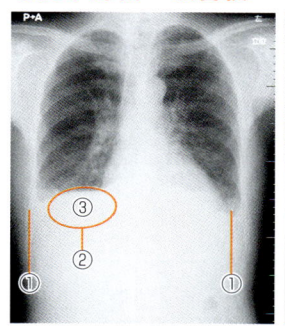

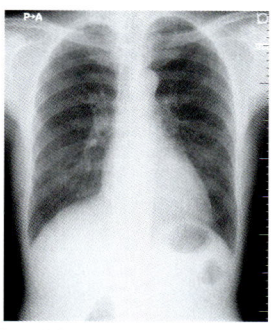

① 立位もしくは座位で肋骨横隔膜角の鈍化もしくは上方への逆彎曲（通常，肋骨横隔膜角の鈍化がみられた場合は，約200mLの胸水が貯留している）がみられる．
② 横隔膜後方の肺血管影が消失している．
③ 横隔膜の濃度が上昇している．

●胸水貯留（座位） ●胸水貯留（臥位）

座位では，① 肋骨横隔膜角が鈍化しているのに対し，臥位では，② 肺野全体の透過性が均一に低下している．

> **コツ!** 背臥位で撮影すると，胸水は背側に貯留するため肺野全体の透過性が均一に低下する．そのため，肺うっ血像など他の所見との区別が困難となる．したがって，できる限り座位もしくは立位での撮影が大切となる．

●胸水に対する看護ケア

状況	ケアのポイント	看護上の臨床判断
胸水の増加	**呼吸・循環：** ●できる限り頭部を挙上した姿勢を保ち酸素化を維持する ●胸水が貯留している側の肺に無気肺が生じやすいため，胸水が貯留した側を上にした体位調整を行いながら呼吸音をアセスメントする **体液管理：** ●体重やin-outバランスを観察し，オーバーバランスにならないよう早めに医師へ報告する ●栄養状態および食事摂取量や投与エネルギー量を確認する **活動：**活動量の増加によって酸素消費量の増加をきたすため，酸素化が維持される頭部挙上でケアを行う	●両心不全増悪の可能性が考えられる ●バイタルサインの観察（特に，臥床時の呼吸状態）は厳重に行い，心拍出量を規定する因子（前負荷，後負荷，心収縮力，心拍数）の調整を図ることで両心不全の増悪を予防する ●低栄養状態となることで血清膠質浸透圧が低下し，胸水が増加しやすいため，必要エネルギー量が摂取できるよう調整を行う

> **ここがポイント** 基本的に心不全による胸水は，両側に貯留するため，一側かつ多量の胸水をみたら，肺がんや細菌性感染など心不全以外の原因によって起こっていると考える．

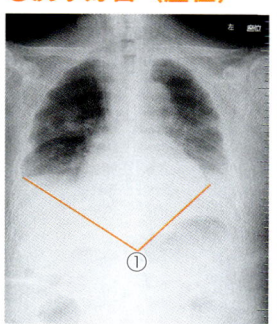

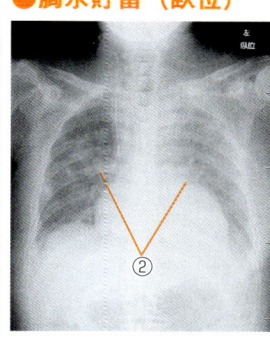

3-2

挿入位置：肺動脈カテーテル（スワン-ガンツカテーテル）

- 肺動脈カテーテルは，肺動脈に挿入され血行動態の把握や治療効果の判定に用いられる．
- 合併症の予防や，心内圧および心拍出量を正しく把握するためには，適切な位置に留置されることが大切である．

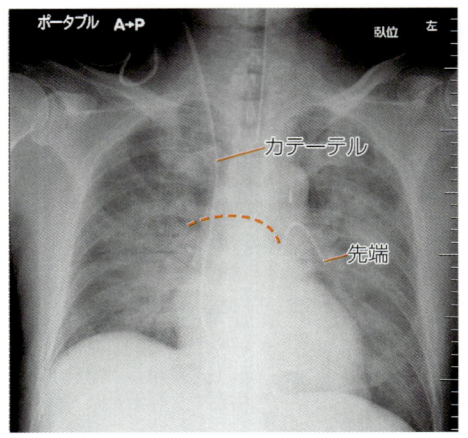

右内頸静脈から左肺動脈にカテーテルが挿入されている．右肺動脈に挿入された場合は，点線のように確認できる．

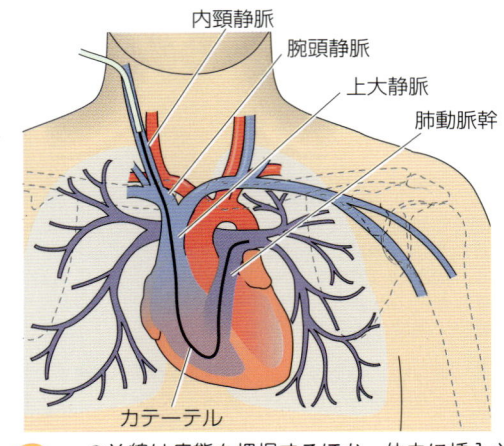

ここがポイント
- X線は病態を把握するほか，体内に挿入されているカテーテルやチューブの位置が適切であるかを確認する際にも重要である．
- 挿入時の確認はもちろん，留置中に位置がずれる可能性があるため，定期的な確認が必要となる．

● 肺動脈カテーテルに対する看護ケア

状況	ケアのポイント	看護上の臨床判断
挿入が浅い	**観察：** ● 肺動脈（PA）波形が，右心室（RV）波形になっていないか ● 心室性期外収縮や心室性頻拍が出現していないか **合併症：** ● カテーテルが右心室を刺激することで心室性期外収縮，心室性頻拍が出現する可能性がある **対応：** ● 肺動脈カテーテルの固定位置を直す ● PA波形が，RV波形になっている場合は，速やかに医師に報告し位置を調整してもらう	● 肺動脈カテーテルが浅すぎるとカテーテルの先端が右心室に落ち込んでしまう可能性があり，深く入りすぎると肺動脈を閉塞してしまう可能性がある．そのため，固定位置の確認と波形の観察，医師への速やかな報告が重要である ● 心室性期外収縮や心室性頻拍が増加した場合や，肺動脈（PA）波形が右心室（RV）波形や肺動脈楔入圧（PAWP）波形になっているのを発見したときは，固定位置の確認と医師への報告を行うと同時に，X線を確認することが大切である
挿入が深い	**観察：** ● 肺動脈（PA）波形が肺動脈楔入圧（PAWP）波形になっていないか ● PAWP波形になっている場合は，いつからPAWP波形になっているか **合併症：** ● カテーテルが肺動脈に楔入することで肺塞栓症を起こす可能性がある **対応：** ● 肺動脈カテーテルの固定位置を直す ● PA波形がPAWP波形になっている場合は，バルーン内に空気が注入されていないか確認し，速やかに医師に報告し位置を調整してもらう	

3章　フィジカルアセスメントに必要な検査——胸部X線

挿入位置：大動脈内バルーンパンピング（IABP）

- IABP（intra-aortic balloon pumping）は，冠動脈の血流増加，後負荷を減少することにより，①心筋の酸素消費量の減少と，②心拍出量の増加を目的として挿入する．
- 合併症を予防し，効果を最大限に得るためには，適切な位置に留置されることが大切である．
- X線では，バルーン先端が確認しやすい．左鎖骨下動脈から2cm遠位となっているかどうかを確認する．

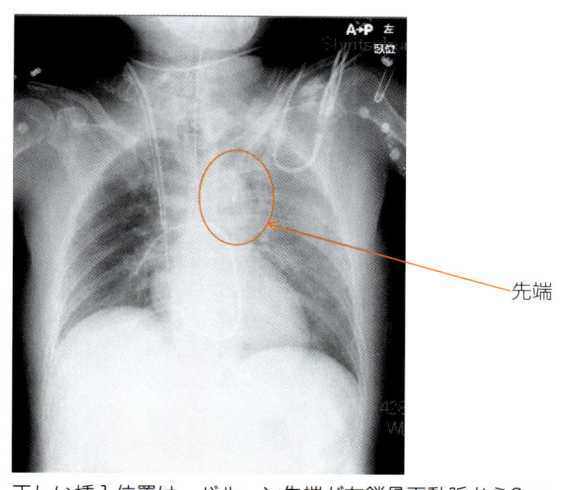

正しい挿入位置は，バルーン先端が左鎖骨下動脈から2cm遠位，バルーン末端が腎動脈から2cm近位である．

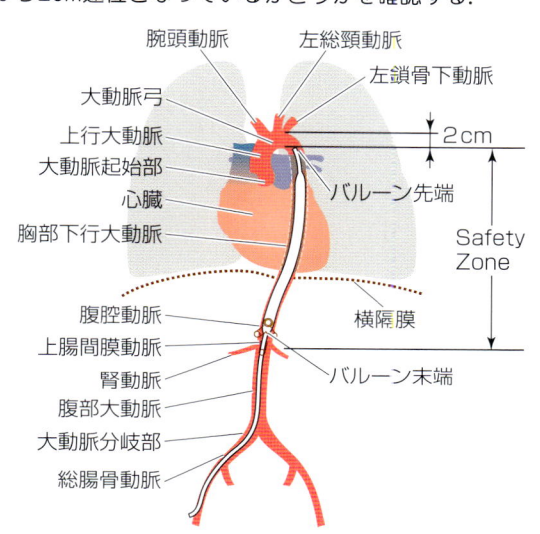

●大動脈内バルーンパンピングに対する看護ケア

状況	ケアのポイント	看護上の臨床判断
挿入が浅い	**観察：** ●腸管虚血，腸管壊死（腹痛や嘔気・嘔吐，下血，腹部膨満），腎不全の症状（利尿状況，腎機能データ） ●心拍出量，動脈圧波形など **合併症：**腎動脈または腸間膜動脈が閉塞する可能性 **対応：** ●医師に報告し，位置を調整してもらうまで安静を保つ ●固定の確認と強化	●大動脈内バルーンパンピング挿入時は，確実な固定を行うとともに，不適切な位置に留置されることによる合併症の症状を注意深く観察する必要がある ●大動脈内バルーンパンピングの位置が浅いと，効果が減弱する可能性があるため，血行動態とバイタルサインの観察も行う
挿入が深い	**観察：** ●左手の橈骨動脈触知とチアノーゼ，意識レベル ●動脈圧の波形（先端圧波形）が検出されなくなる **合併症：** ●鎖骨下動脈または頸動脈が閉塞する可能性 ●動脈壁の損傷・解離・穿孔 **対応：** ●医師に報告し，位置を調整してもらうまで安静を保つ ●固定の確認と強化	

3-2

挿入位置：心嚢・縦隔ドレーン

- 心嚢・縦隔ドレーンにより，心嚢・縦隔に貯留した血液，体液，滲出液，膿汁を体外へ排出する．
- 排液の性状や量を観察し，心タンポナーデを予防する目的で心臓血管外科の手術で挿入される．

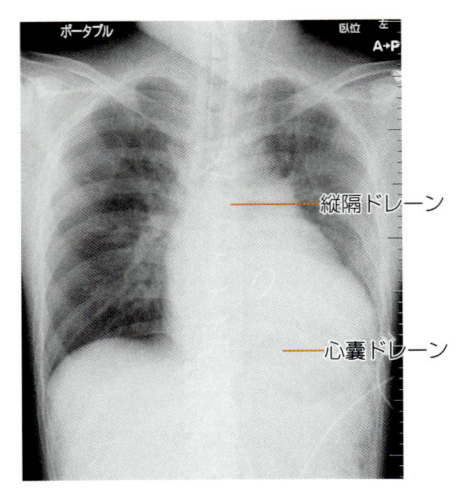

（X線画像：縦隔ドレーン／心嚢ドレーン）

●心嚢・縦隔ドレーンに対する看護ケア

状況	ケアのポイント	看護上の臨床判断
挿入が浅い	**観察：** ●ドレーンの排液の状態とエアリークの有無 ●血圧，脈拍 **合併症：** ●ドレーンの事故抜去・自然抜去 ●ドレーンのエアリークをみとめた場合は，感染の危険性 **対応：** ●固定の確認（あらかじめドレーンと固定テープおよび皮膚にマーキングをしておき，そのマーキングがずれていないか確認）と固定の強化 ●速やかに医師に報告し，位置を確認してもらう ●ドレーンのエアリークをみとめる場合は，すぐにチューブ鉗子でクランプする	●ドレーンの位置がずれることによって，血液や体液が排出されず心タンポナーデを起こす可能性がある．そのため，心嚢および縦隔ドレーンのいずれか1本しか挿入されていない場合には，特に心タンポナーデ徴候に注意する必要がある ●ドレーンの挿入位置が浅くエアリークをみとめる場合は，外界との交通によって逆行性感染のリスクが高くなるため，速やかに医師に報告する必要がある

挿入位置：経皮的心肺補助装置（PCPS）

- PCPS（precutaneous cardiopulmonary support）は，主に急性期の心肺補助に使用される人工心肺装置で，大腿動・静脈から穿刺して送脱血を行う．心原性ショックの蘇生手段や重症冠動脈疾患への経皮的冠動脈形成術（PTCA）施行時の循環補助，呼吸不全における呼吸補助，重症心不全に対して適用される．
- 脱血管（身体から血液を抜くための管）の先端は下大静脈から右心房に位置するため心陰影付近に，送血管（身体に血液を送るための管）は全身への送血を確実に行うため，腸骨動脈に留置する．

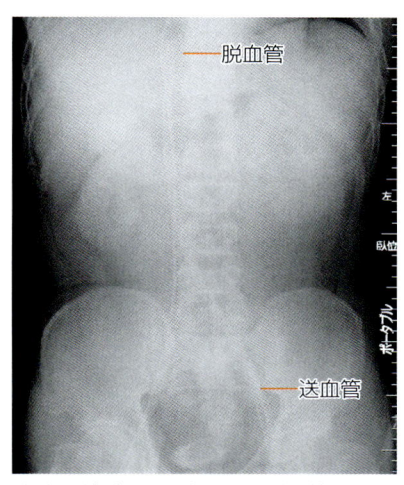

脱血管は左大腿静脈から右心房に，送血管は左大腿動脈から腸骨動脈に挿入されている．

●経皮的心肺補助装置に対する看護ケア

状況	ケアのポイント	看護上の臨床判断
脱血管の位置のずれ	**観察**：脱血管の位置を確認する **合併症**： ●脱血管の位置がずれていると脱血不良を起こす可能性がある	●位置がずれている可能性がある場合は，速やかに医師に位置を確認してもらう ●経皮的心肺補助装置は，心拍出量の50～70％を補助することができるともいわれている．位置の異常から有効な循環補助が行われなくなることは絶対に避けなければならない

3-3 心エコー

- 心エコーは，簡便かつ非侵襲的な検査であり，循環器領域においても必要不可欠である．
- 心エコーのしくみは，超音波を心臓に向かって発信し，反射された波を画像化する．これにより心臓の形や動きを調べることができる．
- 検査とともにすぐに診断ができるため，リアルタイムに"今の心臓の動き"を検査することができる．

心エコーでわかること

- 心エコーからは，主に以下の情報が得られる．
  ① 心臓の形態　② 動態　③ 血流
- アプローチの方法や検査方法（モードやプローブをあてる位置や角度）によってさまざまな像を見ることができる．

● アプローチの方法と特徴

アプローチの方法	特徴	わかること
経胸壁	● プローブを胸壁にあてて観察する一般的な方法 ● 心血管の構造と全体像が見える	● 心血管の構造と全体像 ● 弁運動　● 壁運動　● シャント ● 疣贅　● 血栓　● 腫瘍
経食道	● ファイバーを食道に挿入し，心血管系を背部から観察する方法 ● 食道から近い左心房や僧帽弁が見えやすい	● 左房内血栓 ● 感染性心内膜炎の疣贅

検査の手順

- 心エコーの検査は以下の手順で行う．
  ① 上衣を脱ぎ，可能な限り左側臥位に体位を調整する．
  ② 左手は頭の上に，右手は体側に添って（きをつけの位置）置く．
  ③ 手足に心電図の電極をつける．
  ④ プローブの先端にゼリーをつけて検査を行う．
  ⑤ 終了したらゼリーを拭き取り，上衣を着衣し，体位を調整する．

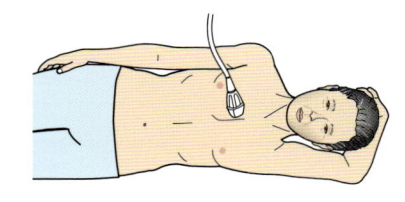

ここがポイント　空気や脂肪は超音波を通過しにくく，骨は超音波を反射するため，正確な画像を描出できなくなる．

→ 左側臥位にすると心臓は重力の影響で胸壁に密着し，胸壁と心臓の間に空気が入りにくくなる．そうすると超音波が通りやすくなり，正確な画像が描出される．仰臥位では，心臓が背側に近づき，胸壁と心臓の間に肺（空気）が入るため，正確な画像が描出されない．

3章 フィジカルアセスメントに必要な検査——心エコー

各種モードでわかること

モード	Bモード (brightness mode)	Mモード (motion mode)	Dモード (doppler mode)	
			カラードプラー法	ドプラー法
特徴	brightnessは、"明るさ"という意味．臨床で最もよくみかける断層像	motionは、"動き"という意味．Bモードの断層像のなかの明るさを時間的変化で表示	Bモードに重ねて、血流速度を色で表示（プローブに近づく血流：赤色、遠ざかる血流：青色）	Bモードのなかの選択した部分、または全体の血流情報を時間変化で表示
イメージ画像	上下させる	時間		近づいてくる血流／遠ざかっていく血流／時間
実際の画像				
わかること	心血管の構造と全体像 ●弁運動 ●壁運動 ●シャント ●疣贅 ●血栓 ●腫瘍	心臓の動き ●壁厚 ●心内径 ●血管径 ●壁の動き ●弁の動き	血液の流れとその向き（逆流・シャント） ●大動脈弁閉鎖不全症（AR） ●僧帽弁閉鎖不全症（MR） ●三尖弁閉鎖不全症（TR） ●肺動脈弁閉鎖不全症（PR）	

※上記の他に、Aモード（amplitude mode）というモードがあるが、現在はあまり使用していないため省略．

3-3

プローブをあてる方向や角度によってわかること

大きく長軸像と短軸像に分かれる．その他は，右心房・右心室・左心房・左心室の4つの腔を一度に観察することができる四腔像がある．

	傍胸骨長軸像	傍胸骨短軸像	心尖部四腔像	心尖部左室長軸像
特徴	左心室の心基部から心尖部の方向の長軸の断面像	左心室を輪切りにしたドーナツ状の断面像	心臓を逆さまから見た断層像	傍胸骨長軸像を心尖部から見た断層像
イメージ画像	右室／大動脈／左室／左房／僧帽弁	大動脈弁／右室／肺動脈弁／三尖弁／右房／左房／肺動脈	三尖弁／僧帽弁／右室／左室／右房／左房	左室／右室／左房／大動脈
画像				
わかること	●大動脈径（AOD） ●左房径（LAD） ●心室中隔厚（IVST） ●左室後壁厚（LVPWT） ●左室拡張末期径（LVDd） ●左室収縮末期径（LVDs） ●右室径（RVD） ●左室内径短縮率（％FS） ●左室駆出率（LVEF）	●僧帽弁 ●大動脈弁 ●肺動脈弁	●左室流入路血流速 ●左室流出路血流速	●傍胸骨長軸像で欠落している心尖部

正常な心エコーの読み方

傍胸骨長軸像

●大動脈弁レベル（Mモード）

大動脈弁レベルでの断面の時間的変化を見ることで，大動脈径や大動脈弁径，左房径，右室径を測定することができる．

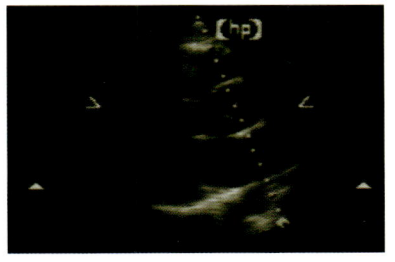

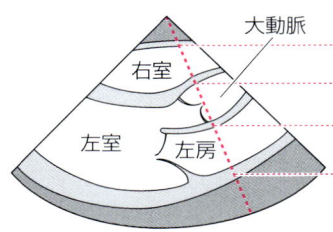

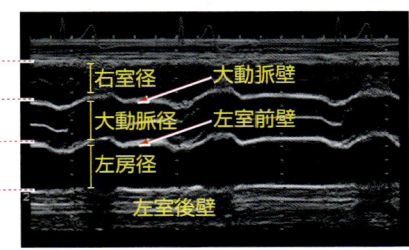

●僧帽弁レベル（Mモード）

僧帽弁レベルでの断面の時間的変化を見ることで，僧帽弁の動きや弁・弁輪・腱索や乳頭筋の性状がわかる．

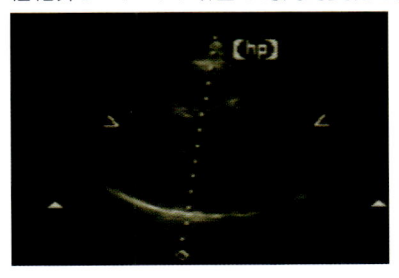

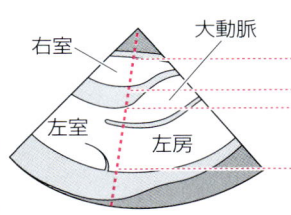

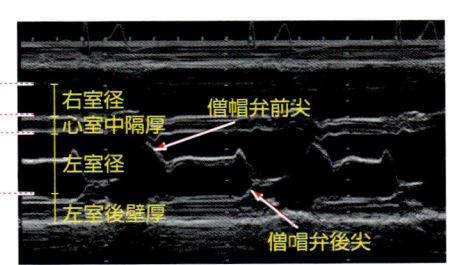

●左室乳頭筋レベル（Mモード）

左室乳頭筋レベルでの断面の時間的変化を見ることで，心室中隔厚，左室後壁厚，左室拡張末期径，左室収縮末期径，右室径，左室径を計測することができる．

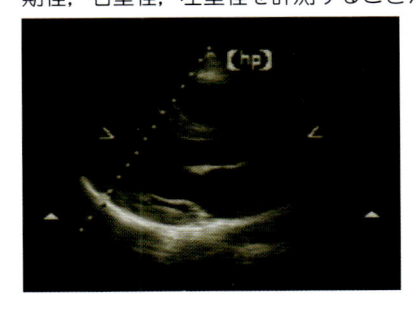

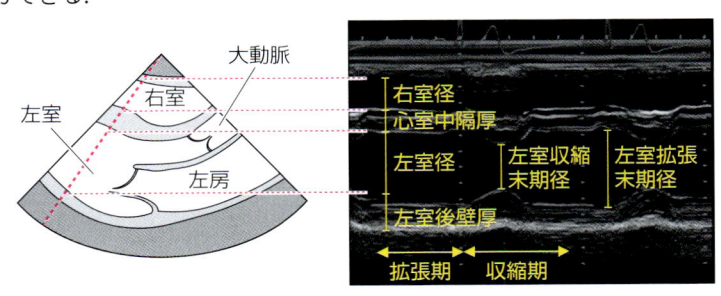

3-3

●カラードプラー法
血流の方向を見ることで，弁の逆流がわかる．

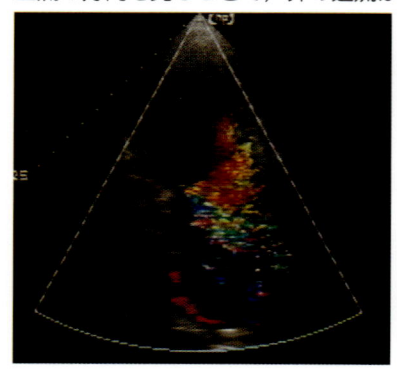

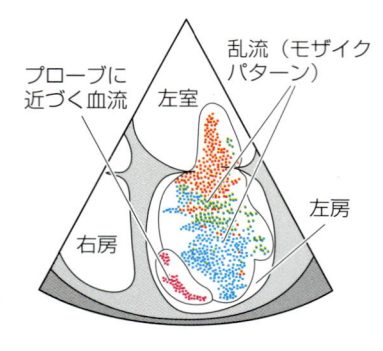

赤色	プローブに近づく血流
青色	プローブから遠ざかる血流
赤・青・緑などのモザイクパターン	乱流（プローブに近づく血流や遠ざかる血流が混ざっている）＝弁の逆流

傍胸骨短軸像

●左室乳頭筋レベル
乳頭筋が見える位置で心臓を輪切りにしたドーナツ状の断面像．

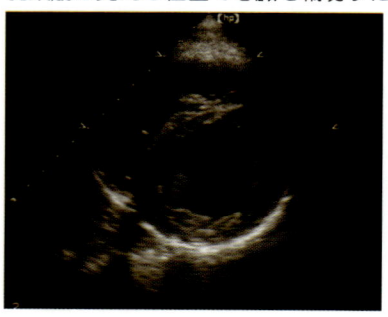

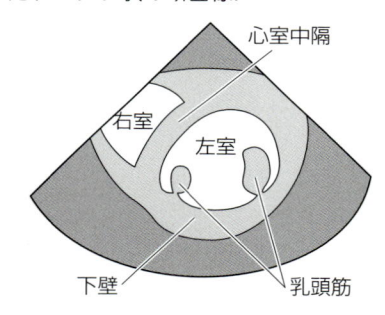

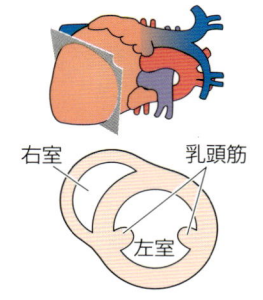

●僧帽弁レベル
僧帽弁が見える位置で心臓を輪切りにしたドーナツ状の断面像．

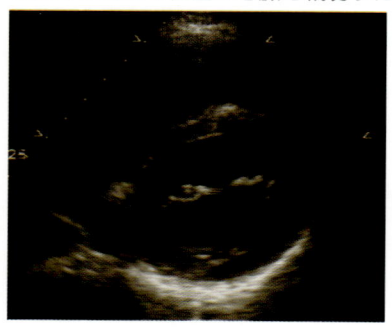

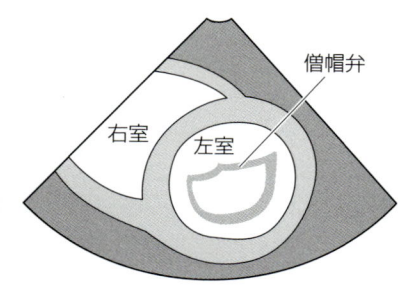

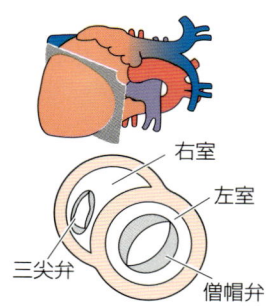

● 大動脈弁レベル
大動脈弁が見える位置で心臓を輪切りにしたドーナツ状の断面像.

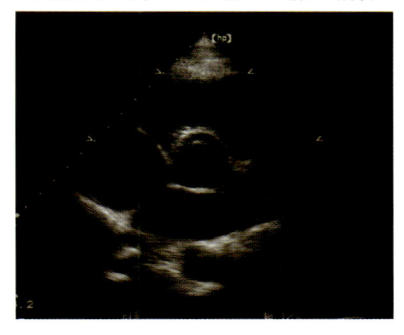

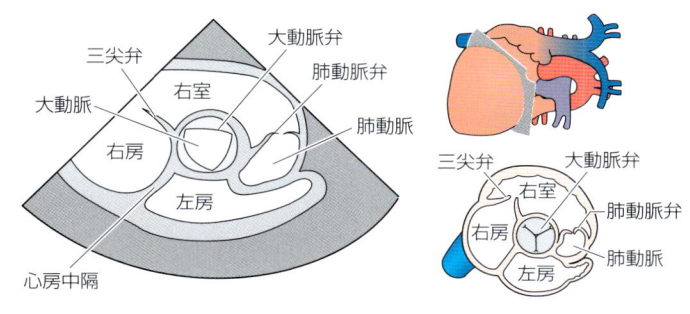

心尖部四腔像

● 左心室流入路血流速波形
左心室の拡張早期と心房収縮期の血流速波形から心室の拡張能（左心室の広がりやすさ）を評価することができる.

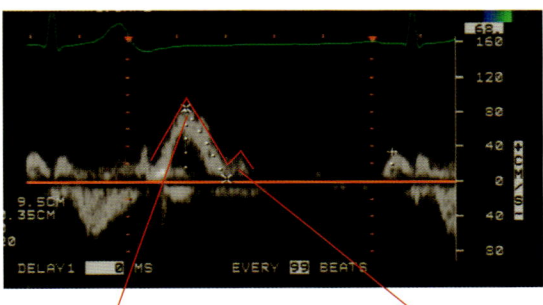

拡張早期（E）波：左心室が拡張することによって左心室へ血流が流入するときの血流波形

心房収縮期波：左心房が収縮することによって左心室へ血液が流入するときの血流波形

3-3 異常な心エコーの読み方

僧帽弁閉鎖不全症（MR：mitral regurgitation）

病態：僧帽弁閉鎖不全 → 左室容量負荷 → 左室拡大
　　　↓
　　　左房上昇 → 左房拡大 → 心房細動 → 左房内血栓
　　　　　　　　　↓
　　　　　　　　　肺静脈圧上昇 → 肺うっ血（左室不全）

●エコーの特徴

僧帽弁が左心室から左心房に向かって逆流するモザイク状のジェット血流が見え，左心房・左心室が拡大する．

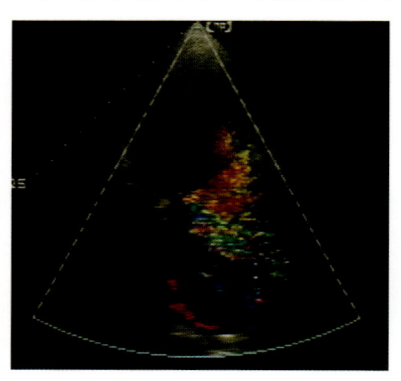

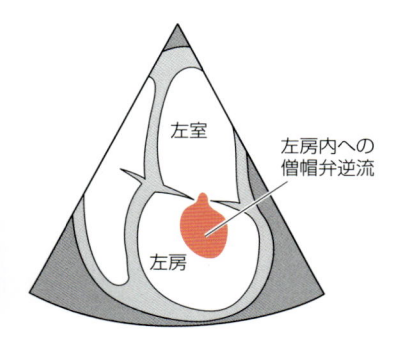

●僧帽弁逆流の評価

僧帽弁の重症度は，カラードプラーで評価し，その分類法は面積によるものと逆流の到達度によるものがある．

面積による分類

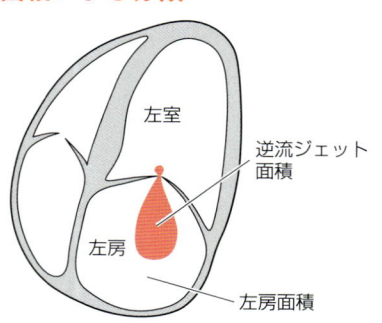

僧帽弁閉鎖不全症の重症度判定

重症度	逆流ジェット面積（cm²）	逆流ジェット面積／左房面積（％）
軽度（mild）	<4cm²	<20%
中等度（moderate）	4〜8cm²	20〜40%
重症（severe）	>8cm²	>40%

3章　フィジカルアセスメントに必要な検査——心エコー

逆流の到達距離で分類
心血管造影のSellers分類に即して軽度のⅠ度から高度のⅣ度に分類される．

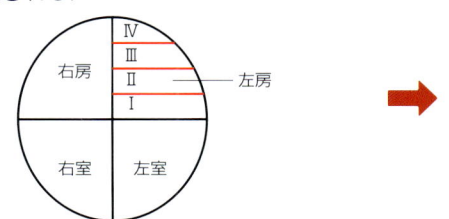

左心房を4等分して到達距離でⅠ～Ⅳ度に分類

逆流の到達距離による分類

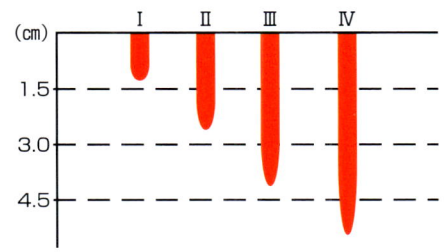

Ⅰ度：1.5cmまで　Ⅱ度：1.5～3.0cmまで
Ⅲ度：3.0～4.5cmまで　Ⅳ度：4.5cm以上

大動脈弁閉鎖不全症（AR：aortic regurgitation）

病態　大動脈弁閉鎖不全 → 左室容量負荷 → 左室拡大
　　　　　　　　　　　　→ 左房圧上昇 → 肺静脈圧上昇 → 肺うっ血（左心不全）

●エコーの特徴
左室拡張期に左室内へのモザイク状のジェット血流が見られ，左心室が拡大する．

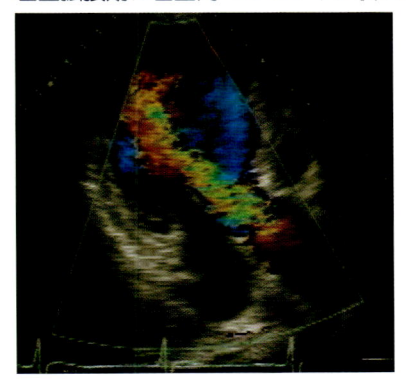

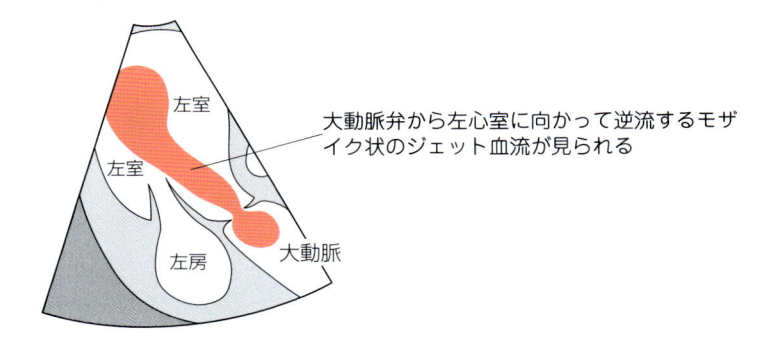

大動脈弁から左心室に向かって逆流するモザイク状のジェット血流が見られる

●大動脈弁逆流の評価
到達距離による分類
僧帽弁と同様カラードプラーで評価され，到達距離によってⅠ～Ⅳ度に分類される．

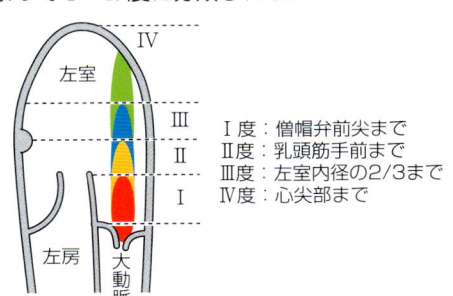

Ⅰ度：僧帽弁前尖まで
Ⅱ度：乳頭筋手前まで
Ⅲ度：左室内径の2/3まで
Ⅳ度：心尖部まで

逆流ジェットの幅／左室流出路径による分類

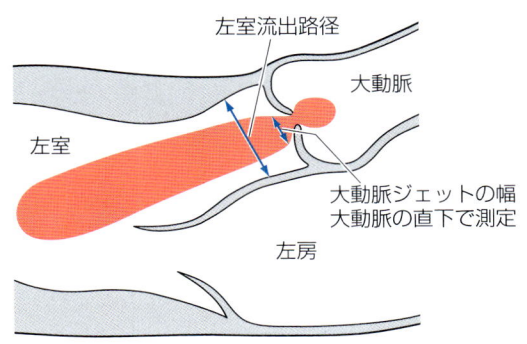

左室流出路径
大動脈ジェットの幅
大動脈の直下で測定

3-3

大動脈弁閉鎖不全症の重症度判定

重症度	逆流ジェットの幅／左室流出路径
軽度（mild）	<25%
中等度（moderate）	25〜65%
重症（severe）	65%

大動脈弁狭窄症（AS：aortic stenosis）

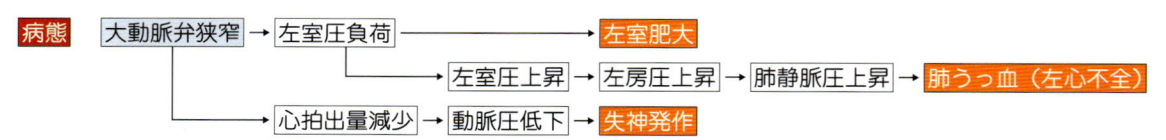

病態
大動脈弁狭窄 → 左室圧負荷 → 左室肥大
　　　　　　→ 左室圧上昇 → 左房圧上昇 → 肺静脈圧上昇 → 肺うっ血（左心不全）
　　　　　→ 心拍出量減少 → 動脈圧低下 → 失神発作

●エコーの特徴

大動脈弁の肥厚と石灰化によって弁口面積が減少し，弁口血流速度が速くなる．

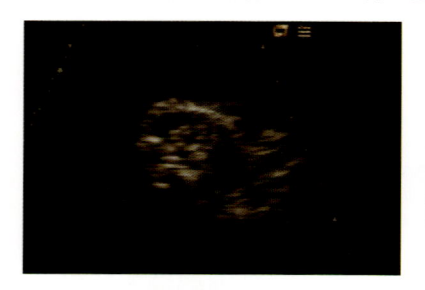

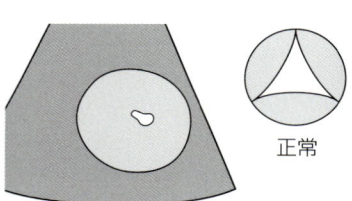

正常

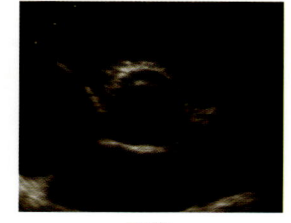

正常

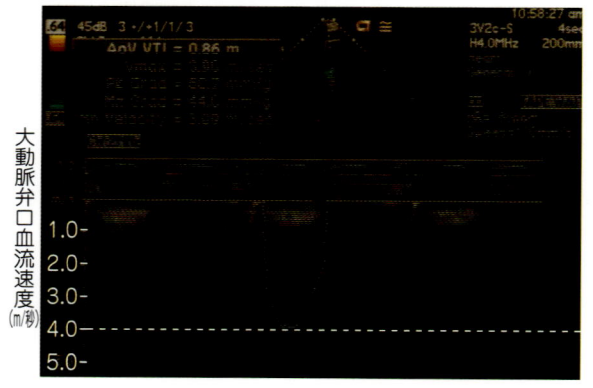

大動脈弁狭窄症の重症度判定

左心室と大動脈間圧較差（mmHg）＝4×（大動脈弁口血流速度）^{2} で計算される．
ここで示した症例の圧較差は $4 \times 4^2 = 64$ mmHg

重症度	圧較差
軽度（mild）	20〜50mmHg
中等度（moderate）	50〜80mmHg
重症（severe）	>80mmHg

拡張型心筋症（DCM：dilated cardiomyopathy）

病態 心室内腔拡張 → 心筋収縮機能低下 → 左室圧上昇 → 左房圧上昇 → 肺静脈圧上昇 → 肺うっ血（左心不全）
　　　　　　　　　　　└→ 左室内血栓

● エコーの特徴
著明な左室・左房の拡大と壁運動のびまん性低下がみられる．

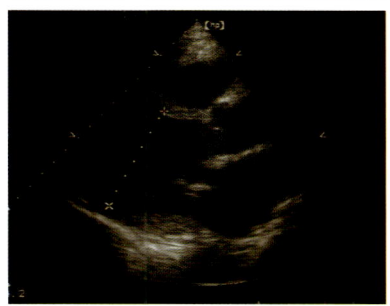

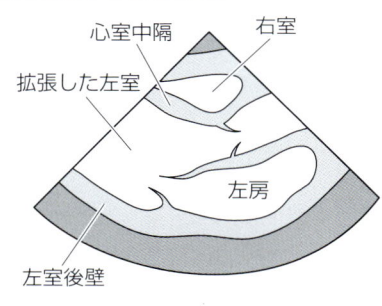

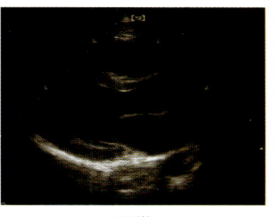

心室中隔　右室
拡張した左室
左房
左室後壁

正常

肥大型心筋症（HCM：hypertrophic cardiomyopathy）

病態 左室肥大 → 左室拡張能低下 → 心拍出量低下 → 左房圧上昇 → 肺静脈圧上昇 → 肺うっ血
　　　　└→ 心流出路狭窄

● エコーの特徴
心室の肥大による左室内腔の狭小化がみられる．

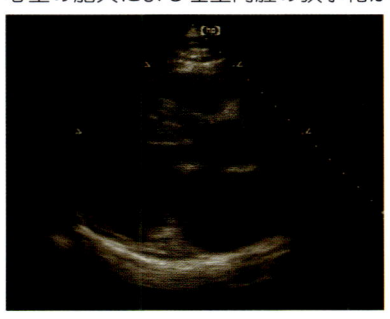

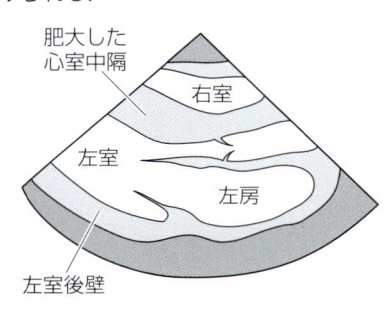

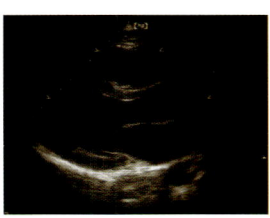

肥大した心室中隔
右室
左室
左房
左室後壁

正常

3-3

心筋梗塞

●エコーの特徴
責任冠動脈の支配領域の壁運動異常がみられる．左室局所壁運動，駆出率を評価するだけでなく，急性心筋梗塞に伴う合併症の診断にも有用である．

下図は，下壁の心筋梗塞患者の画像．壁運動異常は通常動画で確認するため静止画では非常に確認しにくい．前壁が収縮しているにもかかわらず下壁はほとんど収縮していないことがわかる．

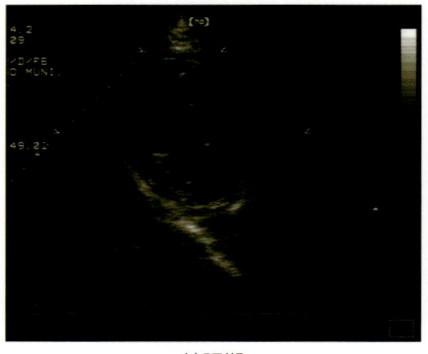

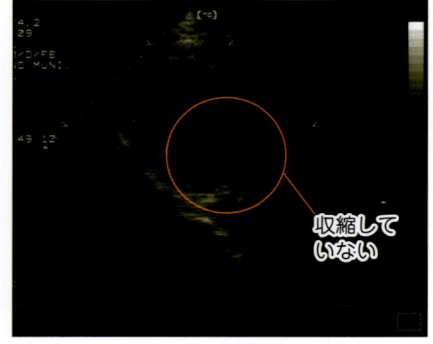

| 拡張期 | 収縮期（収縮していない） |

壁運動異常の分類

- 壁運動は，4種類に分類される．
- 壁運動の異常部位によって，心筋梗塞の有無や責任冠動脈を予測することができる．つまり，心筋梗塞による心筋へのダメージや収縮力への影響を評価することができる．

●左室壁運動異常の評価

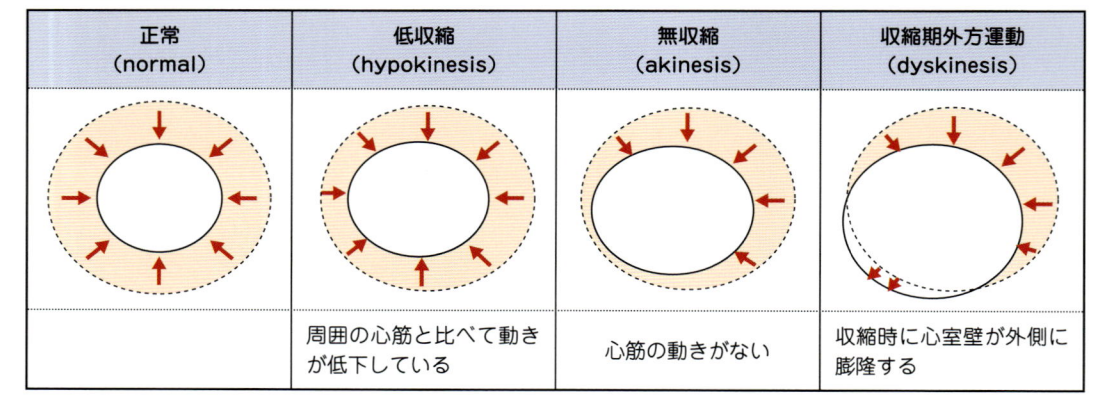

正常 (normal)	低収縮 (hypokinesis)	無収縮 (akinesis)	収縮期外方運動 (dyskinesis)
	周囲の心筋と比べて動きが低下している	心筋の動きがない	収縮時に心室壁が外側に膨隆する

●壁運動の評価

アメリカ心エコー図学会では，冠動脈の病変部位をある程度推測できるよう，冠動脈の支配領域を16分画に分けて壁運動を評価するように推奨している．

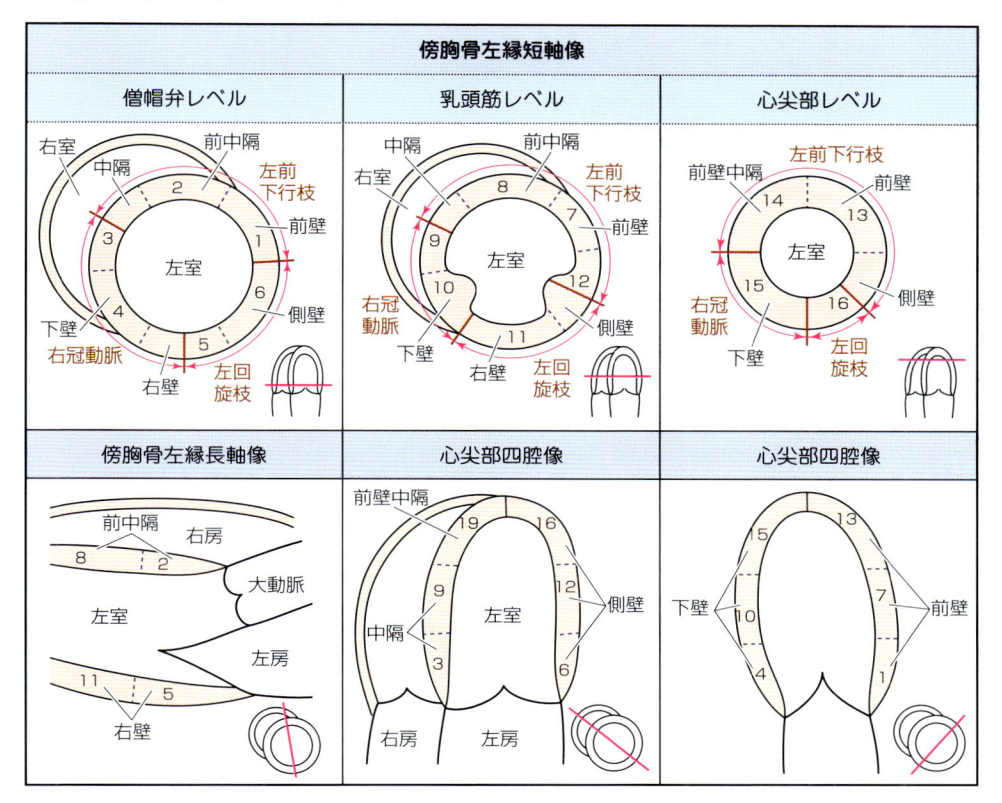

傍胸骨左縁短軸像		
僧帽弁レベル	乳頭筋レベル	心尖部レベル
傍胸骨左縁長軸像	心尖部四腔像	心尖部四腔像

心囊液貯留

病態 心囊液貯留 → 左室拡張障害 → 心拍出量低下（心タンポナーデ）

●エコーの特徴

断層法で心臓周囲に存在するecho-free spaceがみられる．

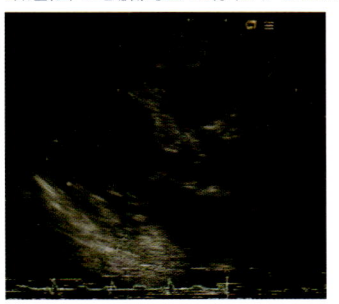

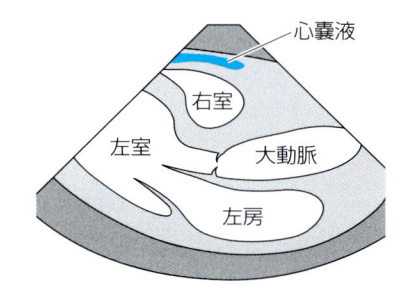

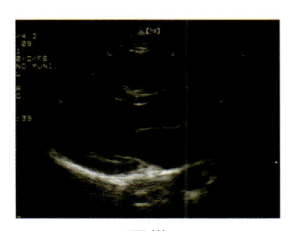

正常

3-3

肺塞栓

病態　肺塞栓 → 肺動脈圧上昇 → 右心室からの心拍出量低下 → 右室圧上昇 → 右房圧上昇

●エコーの特徴

右室肥大と右房圧負荷所見（右房拡大・下大静脈拡大と呼吸性変動の減少）をみとめ，同時に収縮期に心室中隔が左室側へ圧迫され扁平になる．

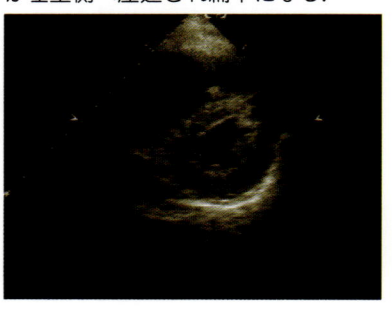

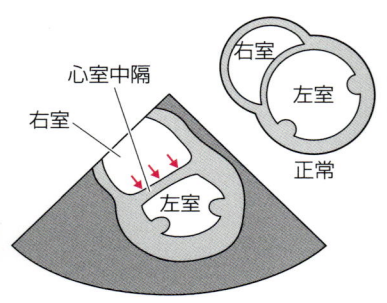

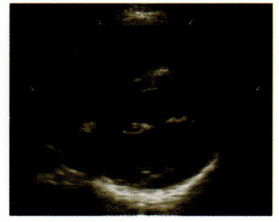

正常

Column　心エコー所見を看護ケアに活かすポイント

　心エコー所見から，弁膜症や心筋の異常など，患者の病態を理解することができる．特に，左室駆出率（EF）や左室内径短縮率（％FS）から心ポンプ機能の程度を把握することができる．また，下大静脈径（IVC）からは，体液バランスを推測することができるため，循環器の領域では非常に有用な情報となる．

　具体的な例としては，EFが30％以下の患者の場合，心ポンプ機能の低下が著しい患者であるため，バランス管理や離床を慎重に進める必要があり，同時に心不全徴候の観察も重要となる．バランス管理の指標としてIVCが役に立つ．IVCが2.0cm以上で呼吸性変動がない場合には体液量が多いと推測されるため，肺うっ血による呼吸状態悪化の徴候を観察するとともに，尿量が減少することにも注意が必要であることがわかる．逆に，IVCが0.7cm以下で呼吸性変動をみとめる場合には体液量が少ないと推測されるため，脱水徴候を観察するとともに離床時の血圧低下に注意する必要があることがわかる．

　このように心エコー所見を把握することで，何に注目して観察する必要があるのか，そして体液管理をどのように行えばいいのか，活動をどのように進めていくのか，などよりよい看護ケアについて考えることができる．

　次ページに紹介する心エコーの所見用紙からでも，患者の心臓の構造や動きに関する情報を得ることができる．しかし，所見用紙から患者の心臓を画像としてイメージすることは容易ではない．実際の画像を見ながら理解することが，所見用紙から得た情報を二次元や三次元の画像としてイメージすることにつながることはいうまでもない．

MEMO
心エコー所見から患者の情報を得る

心エコーの画像を見ながら情報収集することができれば一番よいが，現実的には難しいため，看護師は心エコー所見から患者の情報を得ることが多い．市立泉佐野病院で用いている心エコー所見の正常値が記された用紙を以下に示すので，情報の整理に役立ててほしい．

	Image Quality（画像の質）【good（良い），moderate（普通），poor（不良）】
MV： mitral valve （僧帽弁）	E/A：early diastolic flow/ atrial contraction flow（拡張早期血流）/ （心房収縮期血流）1.18〜1.54	DcT：deceleration time E波が基線に戻るまでの時間 140〜240msec
		organic change（組織的変化：弁の肥厚・硬化・石灰化など）【−，＋】
		MR：mitral regurgitation（僧帽弁逆流） 【−，mild（軽度），moderate（中等度），severe（高度）】
AV： aortic valve （大動脈弁）	AoD（大動脈径） 22〜37mm	AVO（大動脈弁口径）15mm以下
		organic change（組織的変化：弁の肥厚・硬化・石灰化など）【−，＋】
		AR：aortic regurgitation（大動脈弁逆流） 【−，mild（軽度），moderate（中等度），severe（高度）】
TV： tricuspid valve （三尖弁）		organic change（組織的変化：弁の肥厚・硬化・石灰化など）【−，＋】
		TR：tricuspid regurgitation（三尖弁逆流） 【−，mild（軽度），moderate（中等度），severe（高度）】
PV： pulmonary valve （肺動脈弁）		organic change（組織的変化：弁の肥厚・硬化・石灰化など）【−，＋】
		PR：pulmonary regurgitation（肺動脈弁逆流） 【−，mild（軽度），moderate（中等度），severe（高度）】
IVC： inferior vena cava （下大静脈）		dilatation（拡大：23mm以上）【−，＋】Ex（呼気） 通常，下大静脈径は吸気時に40〜100％減少する："呼吸性変動あり" 吸気時の直径が呼気時の直径の50％以下しか減少しない："呼吸性変動なし" 下大静脈径と呼吸性変動から右房圧の推定を行う

下大静脈径（mm）	呼吸性変動	推定右房圧（mmHg）
<17	あり	5
17〜20	あり	10
17〜20	なし	15
>20	なし	20

3-3

LA： left atrium （左心房）	LAD（左房径） 20〜41mm	
	dilatation（拡大）【−，＋，＋＋】	
	abnormal echo（異常エコー　血栓など）【−，＋】	
LV： left ventricle （左心室）	LVIDd（左室拡張末期径） 40〜54mm	LVIDs（左室収縮末期径） 20〜38mm
	IVST（心室中隔壁厚）7〜11mm	
	PWT（左室後壁厚）7〜11mm	
	％FS （左室内径短縮率） 29〜41％	EF （左室駆出率） 45〜90％ 軽度低下： 50〜60％ 中等度低下：30〜50％ 高度低下：30％以下
	dilatation（拡大）【−，＋，＋＋】	
	hypertrophy（肥厚）【−，±，＋】	
	asynergy（局所壁運動異常）【−，＋】	
RA： right atrium （右心房）	dilatation（拡大）【−，＋】	
RV： right ventricle （右心室）	dilatation（拡大）【−，＋】	
pericardial effusion（心嚢液）【−，＋，＋＋】		

（りんくう総合医療センター市立泉佐野病院）

3-4 心筋血流シンチグラフィ

- 核医学検査は，ガンマ線という放射線を放出する薬（放射性医薬品）を静脈から注射し，ガンマカメラで体のなかの様子を画像（シンチグラム）で確認する方法である．
- 心臓の核医学検査は，心筋血流シンチグラフィのほかに心筋交感神経シンチグラフィ，心筋脂肪酸代謝シンチグラフィ，心プールシンチグラフィなどがある．
  本書では，心臓核医学検査のなかで最もよく行われる心筋血流シンチグラフィについて取り上げる．

心筋血流シンチグラフィでわかること

- 心筋に集まる薬を用いて心臓の筋肉を養っている冠状動脈（虚血組織の有無）や心筋のなかの細い血管などの血液の流れ（心筋生存能）を調べる検査である．
- 安静時の心筋血流評価に加え，運動や各種薬剤を使用した負荷検査によって冠血流予備能の異常を簡便かつ非侵襲的に評価することができる．

虚血組織の有無の評価	
運動負荷ができない症例や運動負荷試験の判定ができなかった症例，脚ブロックがあるためST-T変化による診断ができない場合などは，心臓核医学検査によって虚血組織の有無を評価することができる	
心筋生存能（viability）の評価	
虚血組織中に冠血流を改善することで，回復することができる心筋があるか評価することができる	
心筋生存能がある（＝生きている心筋がある）	心臓カテーテル治療や冠動脈バイパス術によって冠血流を改善することで，心機能が回復する可能性が十分にある
心筋生存能がない（＝生きている心筋がない）	治療による心機能の改善は見込めない

ここがポイント 心筋血流シンチグラフィは，冠状動脈病変の診断から治療方針の決定に役立てることができる．

検査方法

- 心筋血流シンチグラフィの検査は以下の手順で行う．
  ① 運動（トレッドミルか自転車エルゴメーター）や薬剤（血管拡張薬）を用いて心臓に負荷をかける（負荷試験は循環器内科医師と放射線科看護師で行う）．
  ② 負荷試験の最中に，放射性医薬品を静脈注射する．
  ③ 検査用のベッドに移動し，負荷直後の心筋血流分布の状態を撮影する（＝初期像）．
  ④ 撮影終了後，もう一度放射性医薬品を注射し，3〜4時間後に安静時の心筋血流分布を撮影する（＝遅延像）．
  ※安静時のみの撮影の場合は，④のみの撮影となる．

コツ！ 負荷検査の撮影終了後は安静時の撮影を行うため，3〜4時間は激しい運動や入浴は避けて過ごしてもらう．

3-4

●運動負荷と薬物負荷の特徴

	運動負荷	薬物負荷
方法	トレッドミルもしくは自転車エルゴメータ	ジピリダモールやアデノシンやアデノシン三リン酸（ATP）などの静脈内投与
原理	運動負荷 ↓ 酸素消費量が増大 ↓ 健康な冠動脈血流のみが増加 （狭窄のある冠動脈の血流は増加することができない） ↓ 健康な冠動脈と狭窄のある冠動脈の血流に大きな差がある画像になる	薬物負荷 ↓ 冠血管を拡張 ↓ 狭窄のある冠動脈の血流が健康な冠動脈に流れ込んでしまう（狭窄のある冠動脈の血流が健康な冠動脈に盗まれる現象が起こる） ↓ 狭窄のある冠動脈の血流が減少し，健康な冠動脈の血流が増加 ↓ 健康な冠動脈と狭窄のある冠動脈の血流に大きな差がある画像になる
利点	負荷強度が客観的に把握しやすい	運動負荷に適さない症例（安静が必要な場合や運動ができない場合）にも可能
副作用	虚血（狭心症や急性心筋梗塞） 不整脈の誘発	虚血（狭心症や心筋梗塞） 不整脈の誘発 薬剤による副作用（血管拡張による症状〈血圧低下，めまい，頭痛，嘔気，潮紅など〉，刺激伝導系の抑制〈Ⅰ度房室ブロックなど〉，気管支平滑筋攣縮〈気管支攣縮〉）

Column　運動負荷試験を行う患者の内服薬に注意！

　運動負荷試験を行う患者が，β遮断薬，亜硝酸薬，Ca拮抗薬を服用している場合は，正しく虚血部位が描出されない可能性がある．そのため，検査当日の服用が必要か休薬すべきかを確認する必要がある．

正常な心筋血流シンチグラフィの読み方

- 冠動脈の血流から心筋細胞に取り込まれた薬の量によって描出される色が決まる.
- 赤色は薬の集まりが多いことを表し,緑色に近づくほど薬の集まりが少なく,青色では薬が集まっていないことを表す. すなわち,赤色は十分な血流を,緑色に近づくと血流の不足を,青色は血流がないことを表している.

血流が多い　　　　　　　　　血流が少ない　　　　　　　　　血流がない

ここがポイント 正常な心筋血流シンチグラフィの所見では,心筋全体が赤色に描出される.

―― 正常な心筋血流シンチグラフィの描写 ――
負荷直後 → 心筋全体が**赤色**（血流が十分で心筋細胞に薬が多く取り込まれる）
安 静 時 → 心筋全体が**赤色**（血流が十分で心筋細胞に薬が多く取り込まれる）

短軸断層像

- 心臓を短軸方向に輪切りにした画像.
- 通常,心筋血流像では左心室のみの描出となる（右心室壁は正常であっても血流が少ないため）.

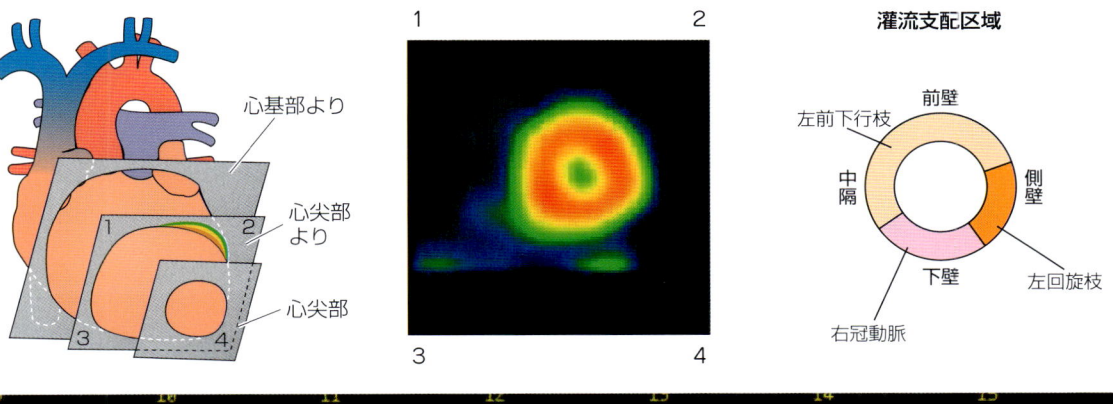

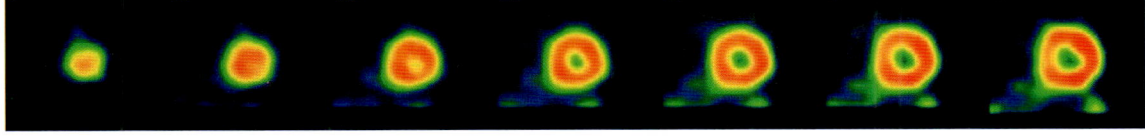

心基部より
心尖部より
心尖部

灌流支配区域
前壁
左前下行枝
側壁
中隔
下壁
左回旋枝
右冠動脈

心尖部　　　心尖部より　　　心基部より

3-4

垂直面長軸断層像

● 心臓を垂直かつ長軸方向（心基部から心尖部）に輪切りにした画像.

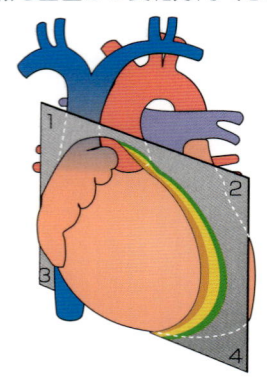

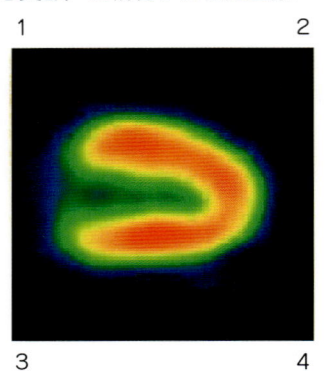

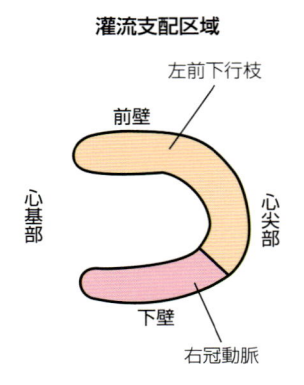

灌流支配区域
左前下行枝
前壁
心基部
心尖部
下壁
右冠動脈

水平面長軸断層像

● 心臓を水平かつ長軸方向（心基部から心尖部）に輪切りにした画像.

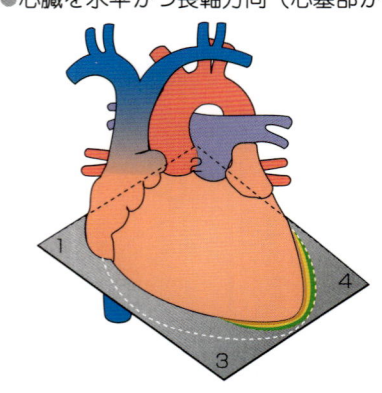

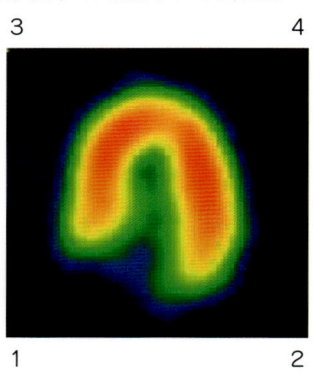

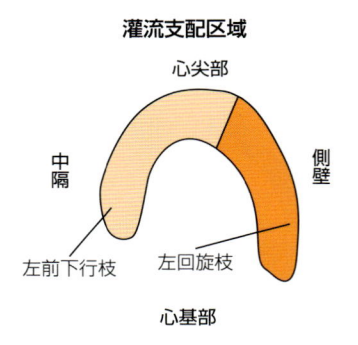

灌流支配区域
心尖部
中隔
側壁
左前下行枝
左回旋枝
心基部

3章 フィジカルアセスメントに必要な検査——心筋血流シンチグラフィ

心筋血流シンチグラフィの正常所見

左心室の心筋全体が赤色に描出され，緑色に描出される部分や青色に描出される部分がない．心筋への血流が十分であることを意味している．

	心尖部						心基部より
負荷直後の短軸断層像							
安静時の短軸断層像							
負荷直後の垂直面長軸断層像							
安静時の垂直面長軸断層像							
負荷直後の水平面長軸断層像							
安静時の水平面長軸断層像							

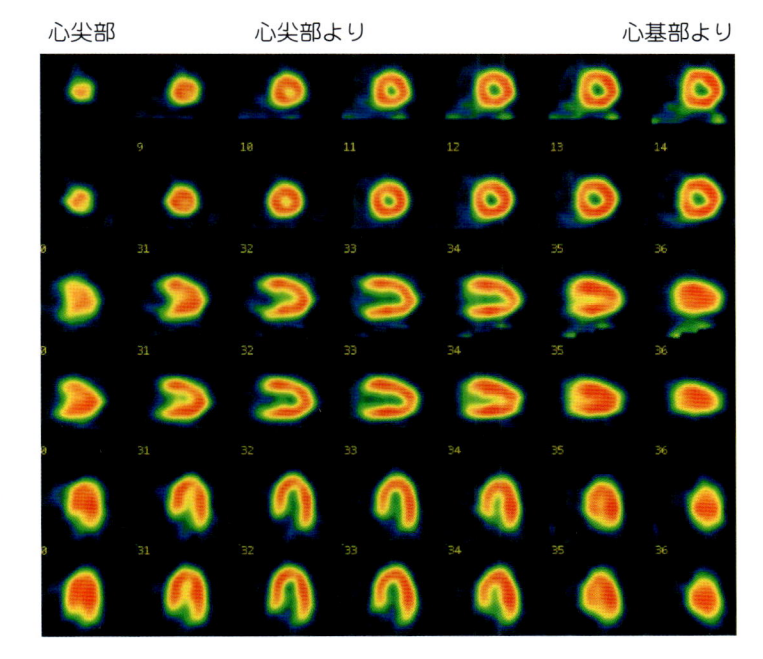

Column 放射性医薬品を取り扱う際の注意点

放射性医薬品はとても高価（約4〜7万円）で，さらに時間とともに放射能が弱くなるため，有効期限も数時間〜数日と短く保存ができないものである．また，放射性医薬品は，海外からの輸入に頼っているのが現状である．

貴重な放射性医薬品を取り扱う際は，確実に検査ができるように配慮する必要がある．

以下に看護師が注意すべきポイントを示す．
- 検査当日の朝（検査によっては検査終了まで）は絶食とする（水や白湯は飲んでもよい）．
- 運動（リハビリテーション）や入浴などの活動は避けて安静に過ごす．
- 検査の時間を守る（テクネチウムという放射性医薬品は半減期が特に短いため，検査時間には遅れないよう注意）．

3-4

異常な心筋血流シンチグラフィの読み方

狭心症

- 狭心症では，負荷によって狭窄のある冠動脈の血流が低下するため，心筋細胞に薬が取り込まれにくくなる．そのため，負荷直後の画像では局所の欠損像（一部がオレンジ色・黄色・緑色となる）をみとめる．
- その後，安静にして数時間後に撮影する遅延像では，完全再分布（心筋全体が赤色となる）する．

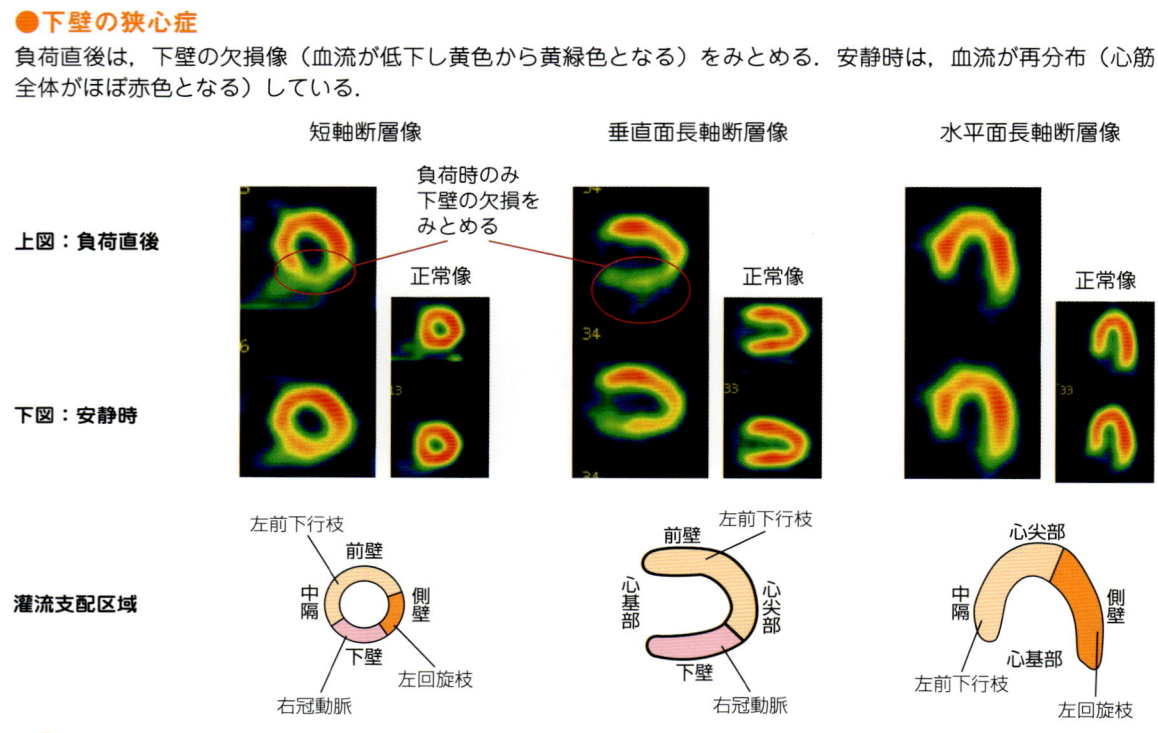

● 下壁の狭心症

負荷直後は，下壁の欠損像（血流が低下し黄色から黄緑色となる）をみとめる．安静時は，血流が再分布（心筋全体がほぼ赤色となる）している．

	短軸断層像	垂直面長軸断層像	水平面長軸断層像
上図：負荷直後	（負荷時のみ下壁の欠損をみとめる） 正常像	正常像	正常像
下図：安静時			
灌流支配区域	左前下行枝／前壁／中隔／側壁／下壁／右冠動脈／左回旋枝	前壁／左前下行枝／心基部／心尖部／下壁／右冠動脈	心尖部／中隔／側壁／心基部／左前下行枝／左回旋枝

ここがポイント　下壁（右冠動脈）の虚血が存在していることがわかる．

狭心症の心筋血流シンチグラフィの描写

負荷直後→一部がオレンジ・黄色・緑色＝局所の欠損像（負荷によって狭窄のある冠動脈の血流が低下するため，心筋細胞に薬が取り込まれにくくなる）

安　静　時→心筋全体が赤色（冠血流が再分布するため，心筋細胞に薬が十分に取り込まれる）

3章 フィジカルアセスメントに必要な検査——心筋血流シンチグラフィ

心筋梗塞

- 心筋梗塞では，一部の血流がまったくないため画像が欠損像となる．
- 完全に壊死している心筋梗塞では，何時間経過しても再分布せず虚血部位は青色のまま欠損像が持続する．

● 下壁の心筋梗塞

負荷直後・安静時の画像ともに下壁の局所欠損像（血流がまったくないため一部が青色になる）となる．

短軸断層像　　　垂直面長軸断層像　　　水平面長軸断層像

上図：負荷直後
下図：安静時

負荷時・安静時ともに下壁の局所欠損をみとめる

正常像

灌流支配区域

左前下行枝／前壁／中隔／側壁／下壁／右冠動脈／左回旋枝

前壁／心基部／心尖部／下壁／右冠動脈／左前下行枝

心尖部／中隔／心基部／側壁／左前下行枝／左回旋枝

ここがポイント　右冠動脈領域の心筋梗塞であることがわかる．また，安静時にも青色の欠損像のままであるため心筋生存能もないことがわかる．

Column　心筋血流シンチグラフィの被曝量はどれくらい？

心筋血流シンチグラフィによる放射線被曝はあるものの，CT検査よりも被曝線量は少ない．そのため，心筋血流シンチグラフィを受ける患者を担当する看護師の被爆線量も非常に少なく，特別な対応は必要ない．

胸部X線　　＜　　核医学検査　　＜　　CT検査
0.05ミリシーベルト/回　　0.2〜8シーベルト/回　　8.3ミリシーベルト/回

3-4

●広範前壁の心筋梗塞

負荷直後・安静時の画像ともに前壁から側壁にかけての局所欠損像（血流がまったくないため一部が青色になる）となる．

	短軸断層像	垂直面長軸断層像	水平面長軸断層像
上図：負荷直後	前壁を中心に側壁・中隔にかけての一部が欠損／正常像	前壁から心尖部にかけての一部が欠損／正常像	中隔・心尖部・側壁の一部が欠損／正常像
下図：安静時			

灌流支配区域：
- 短軸：左前下行枝／前壁／中隔／側壁／下壁／右冠動脈／左回旋枝
- 垂直面長軸：左前下行枝／前壁／心基部／心尖部／下壁／右冠動脈
- 水平面長軸：心尖部／中隔／側壁／心基部／左前下行枝／左回旋枝

ここがポイント　左前下行枝領域近位部の心筋梗塞であることがわかる．また，安静時にも青色のままであるため心筋生存能もないことがわかる．

心筋梗塞の心筋血流シンチグラフィの描写

負荷直後→一部が青色＝局所欠損像（冠動脈の血流がまったくないため心筋細胞に薬が取り込まれない）
安　静　時→一部が青色＝局所欠損像（冠動脈の血流がまったくないため心筋細胞に薬が取り込まれない）

ここがポイント
- 心筋血流シンチグラフィは，冠動脈造影検査や心エコー検査など他の検査所見と合わせることにより，冠動脈病変の理解や心機能の推測など，患者の病態を把握することができる．
- 欠損部がカラーで写るため病態がわかりやすく，患者へのインフォームドコンセントに活用できる．

3-5 冠動脈造影検査

- 心臓カテーテル検査は，経静脈的に行われる右心カテーテル検査と経動脈的に行われる左心カテーテル検査に分類される．
- 左心カテーテル検査には，冠動脈造影（CAG），左室造影（LVG），大動脈造影などがある．
- 冠動脈造影とは，大動脈基部の左右の冠状動脈口に挿入したカテーテルから造影剤を注入し，冠動脈の造影を行う検査である．

本書では，そのなかで最も多く行われる冠動脈造影検査について取り上げる．

冠動脈造影検査でわかること

- 冠動脈造影検査からは，主に以下の情報が得られる．
  ① 冠動脈の解剖（血管の形・走行）
  ② 側副血行路
  ③ 器質・機能的病変（狭窄・閉塞・動脈瘤・攣縮）

検査方法

- 冠動脈造影検査は以下の手順で行う．
  ① 大腿動脈，上腕動脈または，橈骨動脈から冠動脈の入り口までカテーテルを挿入する．
  ② その先端部から冠動脈に造影剤を注入してX線撮影を行う．

冠動脈の解剖学的形状

冠動脈はアメリカ心臓協会（AHA：American Heart Association）によって，それぞれの部位に番号がつけられ分類されている．

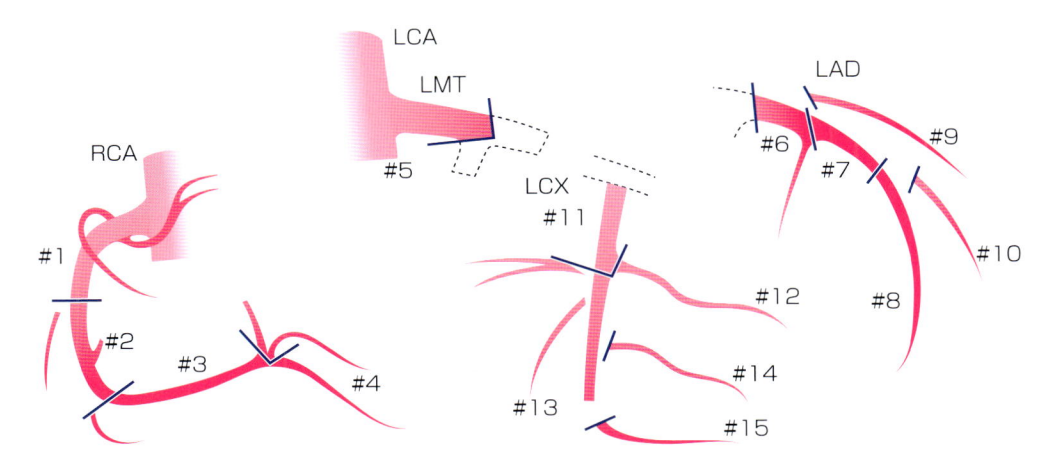

3-5

●右冠動脈（RCA：right coronary artery）

- 右冠動脈は，起始部から順に#1〜#4に分類される．
- 右冠動脈の支配領域（血液を供給している広さ）には個人差はあるが，3本の冠動脈のなかで2番目に広いことが多く，冠動脈が詰まって生じる心筋梗塞の梗塞範囲は小〜中等度であることが多い．

> **ここがポイント** 右冠動脈は左室の下壁，後壁だけでなく右心室を栄養しているため，閉塞することで右心室の心筋梗塞を起こすこともある．

#1：起始部から右室枝の分岐部まで
#2：右室枝起始部から鋭角枝起始部まで
#3：鋭角枝から後下行枝起始部まで
#4：後下行枝分岐部から末梢まで
　・房室結節枝があるものを#4AV
　　（atrioventricular node artery branch）
　・後下行枝は#4PD
　　（poster descending branch）

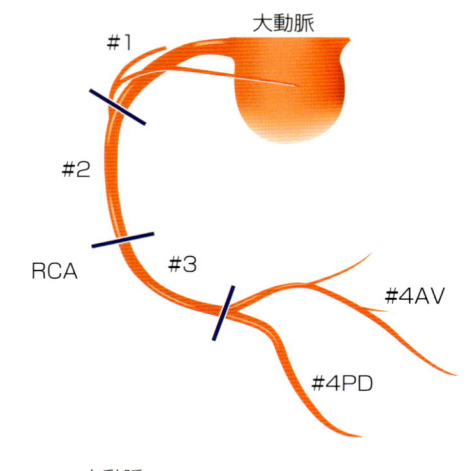

●左冠動脈（LCA：left coronary artery）

左冠動脈主幹部（LMT：left main trunk）

- 左冠動脈主幹部は，左冠動脈の根元部分で#5に分類される．

#5：左冠動脈の根元から前下行枝と回旋枝の分岐まで

> **ここがポイント** 突然死の原因にもなる重要な部分である．

左冠動脈前下行枝
（LAD：left anterior descending coronary artery branch）

- 左冠動脈前下行枝は，#6〜#10に分類される．
- 3本の冠動脈のなかで一番支配領域が広いことから，冠動脈が詰まって生じる心筋梗塞は広範囲になりやすい．

> **ここがポイント** 梗塞は血管の根本に近いほど広範囲になり，先端に近いほど狭い範囲になる．

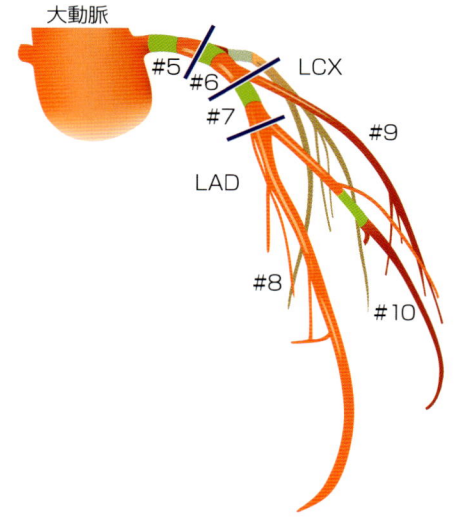

#6：前下行枝主幹部から第1中隔枝まで
#7：第1中隔枝から第2対角枝まで（第2対角枝がない場合には，第1中隔枝より末梢から心尖部までを2等分した近位部）
#8：第2対角枝から末梢まで（第2対角枝がない場合には，第1中隔枝より末梢から心尖部までを2等分した遠位部）
#9：第1対角枝（D1：first diagonal artery branch）
#10：第2対角枝（D2：second diagonal artery branch）

●左冠動脈回旋枝（LCX：left circumflex coronary artery branch）

- 左冠動脈回旋枝は#11～#15に分類される．
- 支配領域には個人差があるが，3本の冠動脈のなかで一番小さいことが多いため，冠動脈が詰まって生じる心筋梗塞の範囲は小さいことが多い．

#11：回旋枝起始部から鈍角枝まで
#12：回旋枝から分岐する最初の大きな枝
　　　（鈍角枝；OM〈obtuse marginal branch〉）
#13：鈍角枝を分岐した後に房室間溝を走行する部分
#14：#13から分岐して側壁を走行する後側壁枝
　　　（PL：posterolateral artery branch）
#15：#13，#14に分岐後の後下行枝
　　　（PD：posterior descending artery）

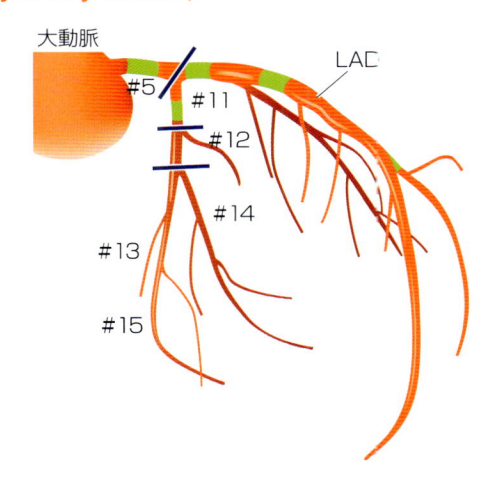

冠状動脈と栄養部位

- それぞれの冠動脈が心臓のどの部分を栄養としているかを理解しておくことで，心筋梗塞患者の合併症の理解や看護につながる．

	右冠状動脈	左冠状動脈
栄養部位（支配領域）	右心房 右心室の大部分 左心室の下壁・後壁 心室中隔の一部 洞房結節（約60％の割合） 房室結節（約80％の割合）	左心房 左心室の大部分 ・左冠動脈前下行枝：前壁・側壁 ・左冠動脈回旋枝：側壁・後壁 右心室の一部 刺激伝導系の房室束を含む心室中隔の大部分 洞房結節（約40％の割合）

Column　冠動脈造影検査の方向について

　冠動脈は心臓の表面を取り巻いていて，複雑かつ三次元であるため一方向からの観察では正しい情報を得ることはできない．

　そこで，多方向から冠動脈を造影し観察している．
　今回は，右冠状動脈・左冠状動脈が見やすい方向の画像のみを選んでいるので，実際には一度の検査でもっとたくさんの画像がある．

3-5

正常な冠動脈造影像

● 右冠動脈（RCA）

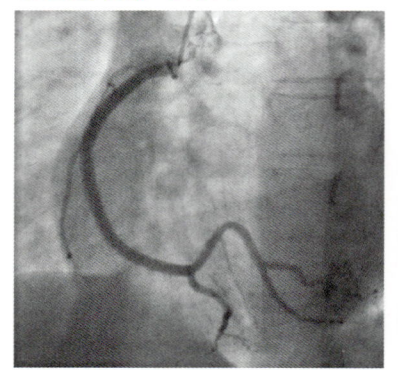

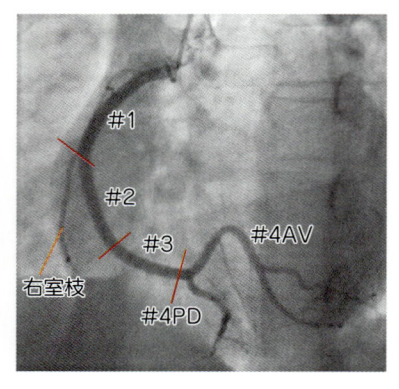

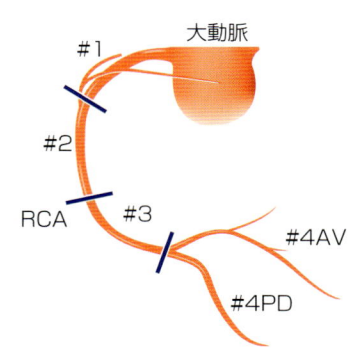

● 左冠動脈前下行枝（LAD）

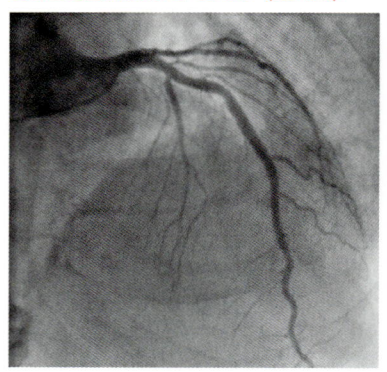

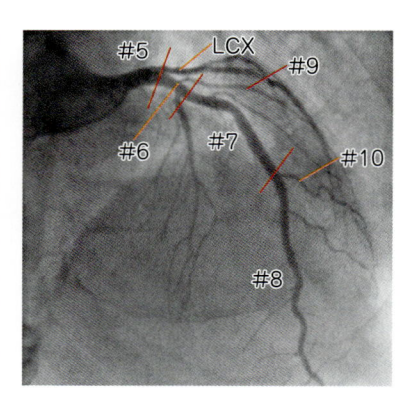

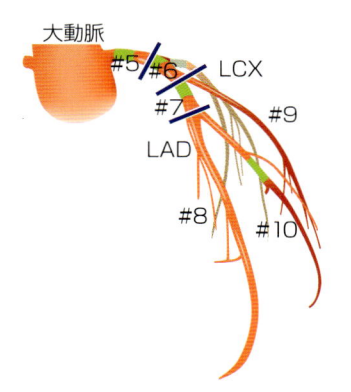

● 左冠動脈回旋枝（LCX）

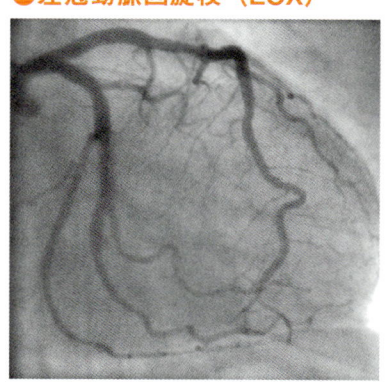

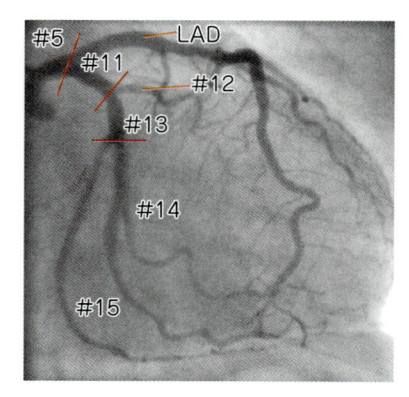

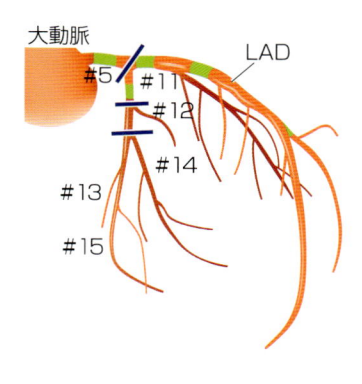

冠動脈の血流の評価方法

- 心臓は酸素需要が高い臓器であるため，心臓のポンプ機能を維持する冠血流が十分であることが重要となる．
- 冠動脈の血流がどの程度維持されているかを判定する分類にTIMI分類がある．

●TIMI分類

Grade 0	● 完全閉塞でその部分から前向きの血流がない ● 病変部より末梢が造影されない
Grade 1	● 明らかな造影遅延があり，末梢まで造影されない
Grade 2	● 造影遅延をみとめるが，末梢まで造影される ● 冠動脈は末梢まで造影されるが造影剤が冠動脈内に溜まる
Grade 3	● 末梢まで正常に造影される ● 正常の冠動脈血流

J.（Jeopardized）	狭窄など危険な部分がある側副血行路
non. J（non. Jeopardized）	狭窄など危険な部分がない側副血行路
fair	まあまあの側副血行路
poor	側副血行路が乏しい

ここがポイント
- 心筋梗塞の患者では，冠動脈の完全閉塞によりGrade 0であることが多い．
- 治療は，経皮的冠動脈インターベーション（PCI：percutaneous coronary intervention）を行い，造影遅延がなく末梢まで正常に造影されるGrade 3をめざす．

冠動脈の狭窄度の評価方法

- 冠動脈の狭窄の程度を評価する方法として，AHAの狭窄度分類がある．狭窄度を%で示し，25％，50％，75％，90％，99％，100％で表現する．
- 狭窄度の計測には，冠動脈造影から目測で計測する方法と，コンピュータ解析によって計測する方法がある．
- 冠動脈は，75％以上の狭窄となると血流が著しく減少するため，一般的には75％以上の狭窄を"有意狭窄"といい，治療の対象とする．

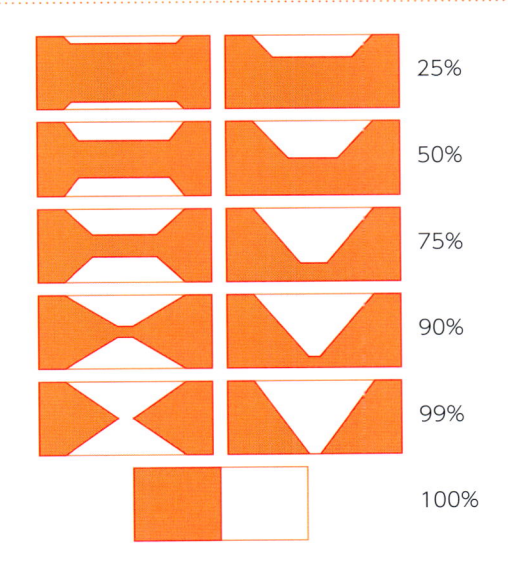

25%
50%
75%
90%
99%
100%

3-5

●**AHAの狭窄度分類**

右冠動脈（RCA）
右冠動脈（#3）が99％狭窄している.

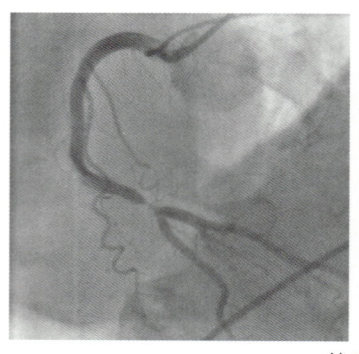

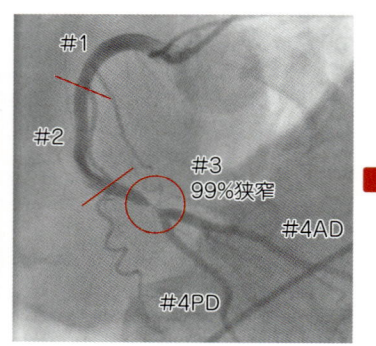

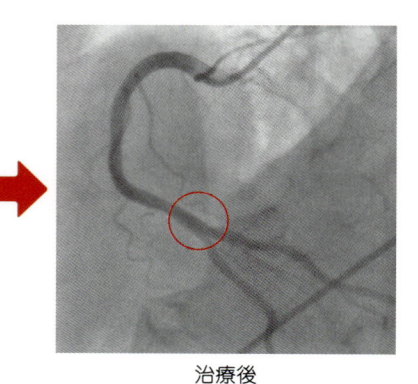

治療前　　治療前　　治療後

右冠動脈（#1）が血栓などで完全閉塞している.

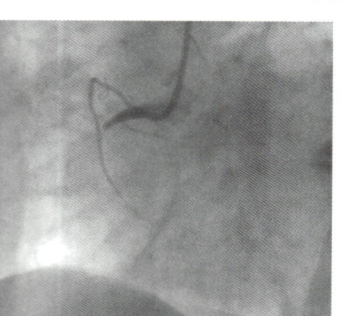

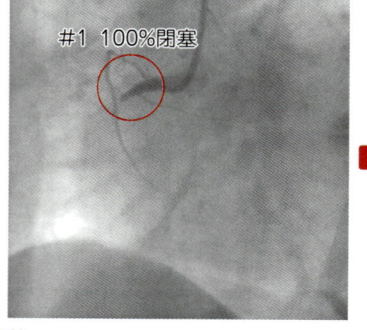

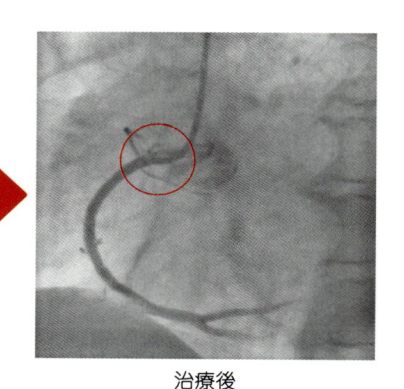

治療前　　治療前　　治療後

TIMI分類では治療前はGrade 0となる．治療後は，末梢まで造影されているため，造影遅延をみとめればGrade 2，造影遅延をみとめなければGrade 3となる．

Column　冠状動脈造影の検査結果をケアに活かすポイント

　有意狭窄がどの部位にどの程度あるのか把握することで胸痛が出現する可能性と，確認すべき心電図誘導を理解することができる．また，心筋梗塞の場合，どの部位が責任病変であるかを把握することで心機能を推測することができ，合併症（不整脈や心不全，心破裂など）のリスクを理解することができる．

　特に，有意狭窄が残存している場合やTIMI分類で完全閉塞や造影遅延（Grade 0〜2）がある場合には慎重に安静度を拡大する必要があり，ST-T変化や自覚症状などに注意する必要がある．

　以上のように，冠状動脈造影検査を把握することで，患者の観察ポイントや合併症のリスクを把握することができ，活動計画を立てることができる．また，退院後の生活上の注意点について患者に説明する際にもこれらの情報は必要となるため，退院指導にまで役立てることができる検査である．

3章　フィジカルアセスメントに必要な検査——冠動脈造影検査

● 左冠動脈前下行枝（LAD）

前下行枝（#6）が90％狭窄している．

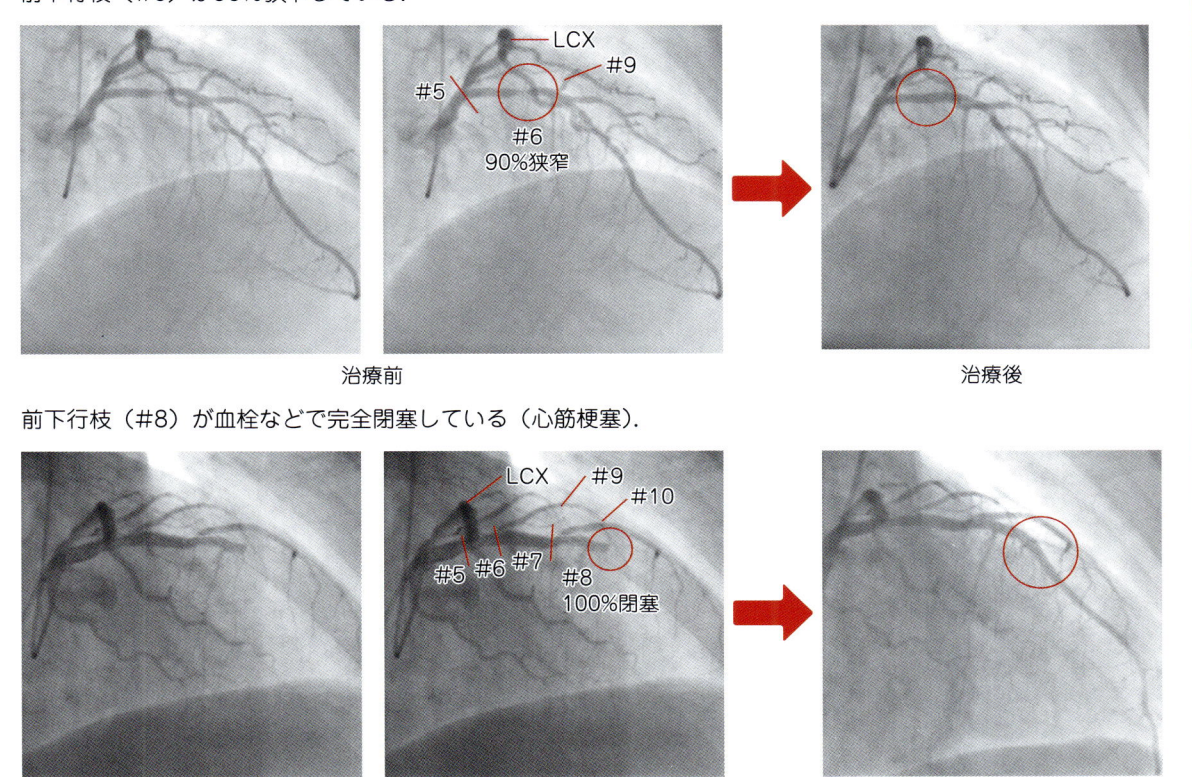

治療前　　　　　　　　　　　　　　　　治療後

前下行枝（#8）が血栓などで完全閉塞している（心筋梗塞）．

治療前　　　　　　　　　　　　　　　　治療後

TIMI分類では治療前はGrade 0となる．治療後は，末梢まで造影されているため，造影遅延をみとめれば Grade 2，造影遅延をみとめなければGrade 3となる．

Column　冠状動脈造影検査の合併症の有無を観察する

　冠状動脈造影検査の看護で重要なことは，合併症の出現の有無を観察することである．造影剤の量が多ければ腎機能が障害される可能性が高くなり，また造影剤アレルギーや迷走神経反射，心タンポナーデなど，さまざまな合併症が出現する可能性がある．

　検査の方法だけでなく，検査中の患者の状態も十分に把握しておく必要がある．

3-5

●左冠動脈回旋枝（LCX）

回旋枝（#13）が90％狭窄している．

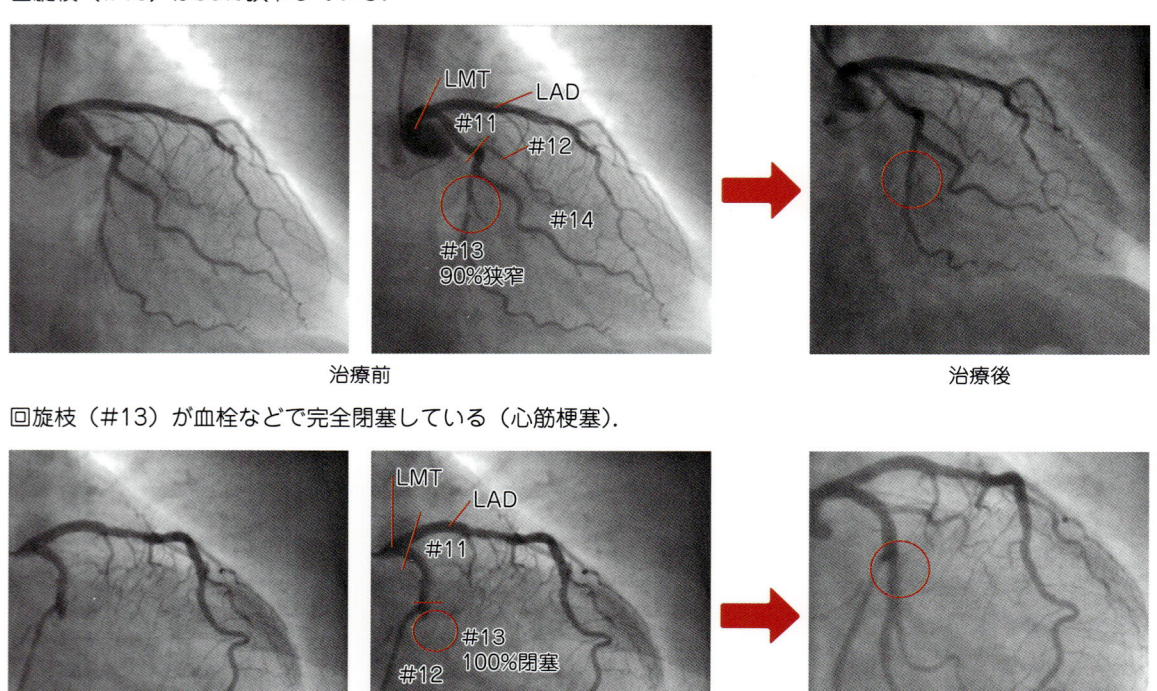

治療前　　　　　　　　　　治療後

回旋枝（#13）が血栓などで完全閉塞している（心筋梗塞）．

治療前　　　　　　　　　　治療後

TIMI分類では治療前はGrade 0となる．治療後は，末梢まで造影されているため，造影遅延をみとめればGrade 2，造影遅延をみとめなければGrade 3となる．

3-6 肺動脈カテーテル検査

- 肺動脈カテーテル検査では，肺動脈圧，右房圧，肺動脈楔入圧および心拍出量を測定し，急性心筋梗塞や急性心不全，各種ショックなど，血行動態の把握や治療効果の判定に用いる．
- 肺動脈カテーテルは，スワン-ガンツカテーテルともいわれる．

肺動脈カテーテルでわかること

ヘパリン加生理食塩水
加圧バッグ
三方活栓
青（CVPライン）
血圧トランデューサ
PCWP用バルーン膨張用シリンジ
黄（PAライン）
サーミスター
先端孔
バルーン
S$\bar{v}$O$_2$ 80
CCO 4.0

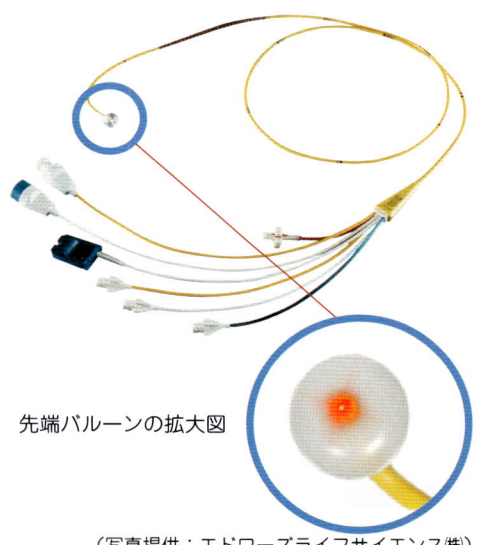

先端バルーンの拡大図

（写真提供：エドワーズライフサイエンス㈱）

● 肺動脈カテーテルで測定することができる値

① 肺動脈圧（PAP）
② 右房圧（RAP）＝中心静脈圧（CVP）
③ 肺動脈楔入圧（PAWP）
④ 心拍出量（CO）
⑤ 混合静脈血酸素飽和度（S$\bar{v}$O$_2$）

● 左の測定値から計算をするとわかる値

① 心係数（CI）
② 体血管抵抗（SVR）/体血管抵抗係数（SVRI）
③ 肺血管抵抗（PVR）/肺血管抵抗係数（PVRI）

3-6

心内圧の測定方法

心内圧の測定は以下の手順で行う．
①心臓の位置に印をつける．

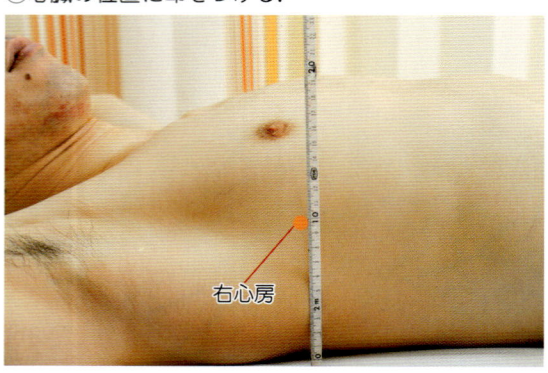

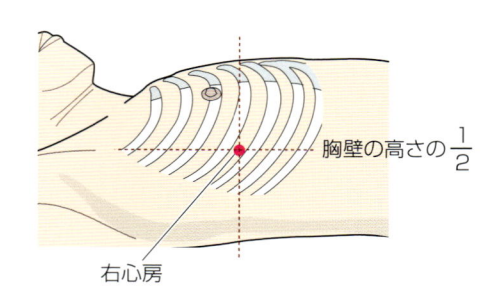

胸壁の高さの $\frac{1}{2}$

右心房

右心房

定規を用いて，第4肋間と胸壁の高さの1/2との交点の位置（右心房の位置）を油性ペンで印をつける．
②ベッドを0～45°にし，患者の体位を仰臥位に整える．

ここがポイント 45°までの体位では右房圧の測定値は正確といわれている．

③トランデューサのゼロ点を①で印をつけた患者の心臓の位置に合わせる．
④トランデューサの三方活栓を大気側のみ開通させ，三方活栓の蓋をはずしゼロ点を設定する．

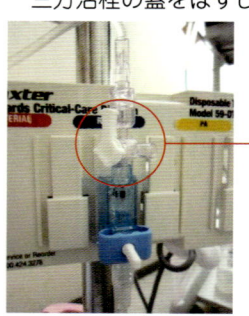

ゼロ点設定時のトランデューサの三方活栓の向き

⑤トランデューサの三方活栓を患者側のみ開通するよう元の向きに戻す．

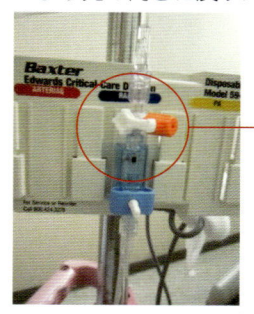

患者側のみ開通した状態のトランデューサの三方活栓の向き

⑥タブを引き，急速にフラッシュした後の波形のレスポンスを確認する（スクエアウェイブテスト）．

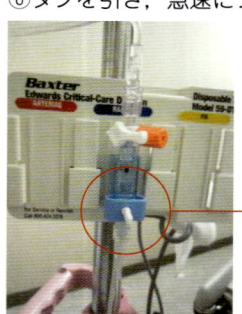

タブ

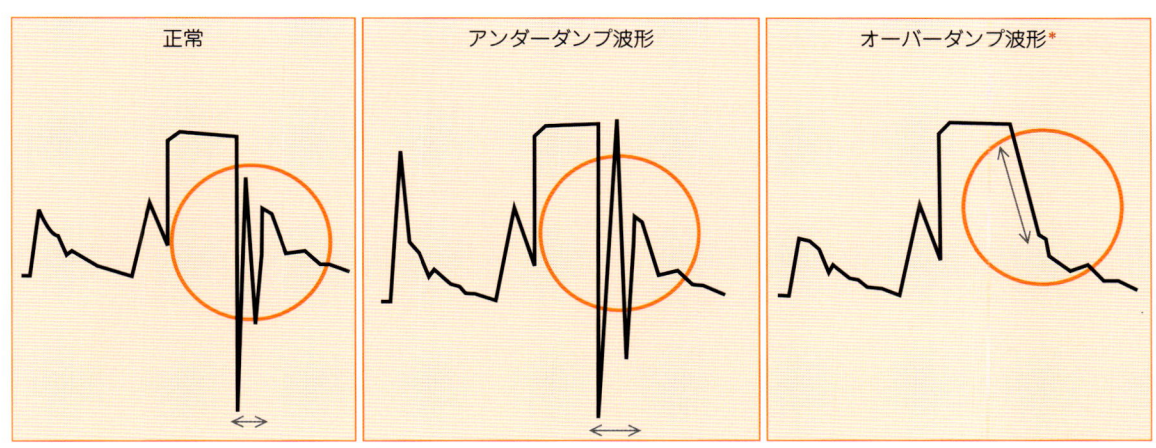

| 正常 | アンダーダンプ波形 | オーバーダンプ波形* |

*振動の振幅が減衰しすぎており,タブを引いた後の振幅や急激な圧の低下がなく緩やかなカーブを描いて元の波形に戻っている.

> **ここがポイント** 不適切なトランデューサの位置設定やラインのねじれ,一時的な閉塞,ライン内の空気の混入によって動脈圧の測定値が低下する可能性がある.そのため,必ず上腕動脈で脈拍と血圧を確認する.

⑦右房圧(RAP)と肺動脈圧(PAP)の波形が正しく表示されているか確認する.
右房圧は平均圧を肺動脈圧は収縮期/拡張期(平均圧)をそれぞれ確認する.

自発呼吸の場合	吸気時には胸腔内圧が陰圧となるため,中心静脈圧は低く表されるが,呼気時には胸腔内圧の影響を受けないため正確な値となる
陽圧換気中の場合	吸気時には胸腔内圧が陽圧となるため,中心静脈圧は高く表されるが,呼気時には胸腔内圧の影響を受けないため正確な値となる

⑧肺動脈圧波形が肺動脈楔入圧波形になるまでバルーン膨張用シリンジを用いてゆっくりバルーンを拡張する.

> **コツ!** バルーン拡張は肺血栓を予防するため,1~2秒もしくは1~2呼吸サイクル以内で行う.

> **ここがポイント** 圧は胸腔内圧の影響を受けるため,液面は呼吸サイクルに伴って呼吸性変動をみとめる.

3-6

心内圧の正常値

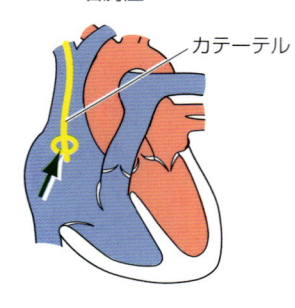

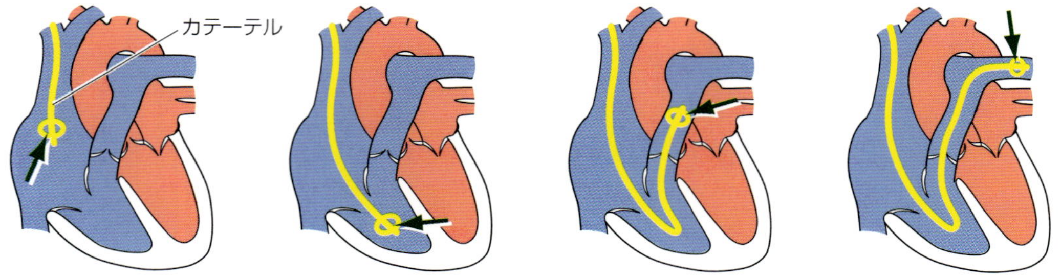

右房圧	右室圧	肺動脈圧	肺動脈楔入圧
平均圧：2～6mmHg	収縮期圧：15～30mmHg 拡張期圧：2～8mmHg	収縮期圧：17～33mmHg 拡張期圧：4～13mmHg （平均圧：9～19mmHg）	平均圧：4～12mmHg

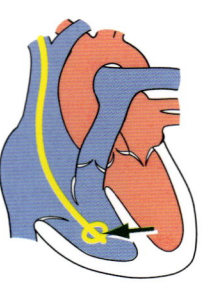

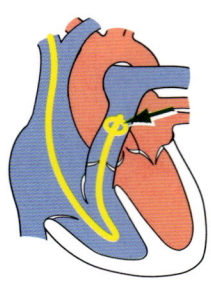

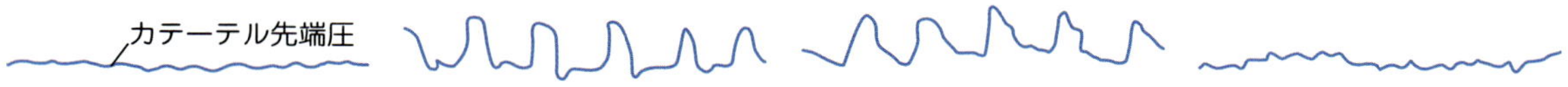

カテーテル先端圧

肺動脈カテーテルから得られる測定値

肺動脈カテーテルからは，心内圧以外にも血行動態を評価するためのさまざまな指標を得ることができる．

パラメータ	正常値	計算法
心拍出量（CO）	4.0～8.0 L/分	心拍数×1回拍出量
心係数（CI）	2.8～4.2 L/分/㎡	心拍出量÷体表面積 体表面積＝（体重[kg]×0.425）×(身長[cm]×0.725)×0.007184
混合静脈血酸素飽和度（S$\bar{v}$O$_2$）	60～80%	
体血管抵抗（SVR）	900～1,600 dynes・sec/cm^{-5}	｛(平均動脈圧-中心静脈圧)÷心拍出量｝×80
体血管抵抗係数（SVRI）	1.970～2.390 dynes・sec/cm^{-5}/㎡	｛(平均動脈圧-中心静脈圧)÷心係数｝×80
肺血管抵抗（PVR）	155～255 dynes・sec/cm^{-5}	｛(平均肺動脈圧-肺動脈楔入圧)÷心拍出量｝×80
肺血管抵抗係数（PVRI）	255～285 dynes・sec/cm^{-5}/㎡	｛(平均肺動脈圧-肺動脈楔入圧)÷心係数｝×80

3章 フィジカルアセスメントに必要な検査——肺動脈カテーテル検査

正常・異常の判断基準と異常値を示す要因

●Forrester分類

肺動脈カテーテルから測定した値を判断する分類にForrester分類がある．肺動脈楔入圧と心係数の程度によって心不全の程度を分類したものである．

```
                    心係数
                  2.2L/分/m²

   Ⅰ                    Ⅱ
   正常                  肺うっ血
                        前負荷軽減
                         利尿薬
                         血管拡張薬

   Ⅲ                    Ⅳ
   末梢循環不全           末梢循環不全
   （乏血性ショックを含む） 肺うっ血
   循環血液量増加         （心原性ショックを含む）
   心収縮力増強           前負荷軽減
   輸液，カテコールアミン  心収縮力増強
                        機械的循環補助
                         利尿薬，血管拡張薬
                         カテコールアミン
                         IABP, PCPS

                   18mmHg
                 肺動脈楔入圧
```

Column 肺動脈カテーテル検査をケアに活かすポイント

肺動脈カテーテルは，心拍出量を規定する因子である前負荷・後負荷・心収縮力について評価する際の指標となる．心拍出量が減少している原因を予測することや，Forrester分類を用いることで，心不全の重症度と治療方針について理解を深めることができる．正常値と実際の測定値を比較するとともに，経時的な変化を観察しアセスメントすることが，患者の血行動態の把握や治療・ケアの効果を評価するためには重要となる．同時に，心内圧については値だけでなく，信憑性の高い値であるかを判断するために正しい波形であるかどうか（正しい位置に挿入されているかどうか）を常に確認することが必要である．

3-6

●異常値を示す要因

肺動脈カテーテルから得られる値を変動させる要因はさまざまである．それぞれの値を変動させる要因を理解しておくことがアセスメントするうえで重要である．

パラメータ	変動する要因
心拍出量（CO）/心係数（CI）	増加：前負荷の増大 減少：心収縮力の低下，前負荷の減少，後負荷の増大
右房圧（RAP） 中心静脈圧（CVP）	上昇：循環血液量の増加（過剰輸液など），右心機能の低下（右室梗塞，右心不全など），心タンポナーデ，収縮性心膜炎，肺高血圧，静脈の収縮，陽圧換気，気胸 下降：循環血液量の減少（脱水，出血，輸液不足など），静脈の拡張
肺動脈圧（PAP）	上昇：左心不全，肺うっ血，肺高血圧，肺塞栓症 下降：循環血液量の減少
肺動脈楔入圧（PAWP）	上昇：左室収縮力の低下（左心不全），左心房血液量の増加（僧帽弁閉鎖不全，僧帽弁狭窄，大動脈弁閉鎖不全，心室中隔欠損or穿孔） 下降：循環血液量の減少
混合静脈血酸素飽和度（S$\bar{v}$O$_2$）	上昇：酸素供給量の増加（高酸素症），酸素需要量の低下（低体温，麻酔，敗血症の初期），心室中隔欠損or穿孔 下降：酸素供給量の低下（心拍出量の減少，貧血，低酸素血症），酸素需要量の増加（高体温，疼痛，痙攣発作，悪寒）
体血管抵抗(SVR)/体血管抵抗係数(SVRI)	上昇：敗血症性ショック（cold shock），交感神経刺激，エピネフリン，ノルエピネフリン，低体温 下降：敗血症性ショック（warm shock），アナフィラキシーショック，麻酔，血管拡張物質，カルシウムチャネル遮断薬
肺血管抵抗(PVR)/肺血管抵抗係数(PVRI)	上昇：低酸素血症，高二酸化炭素血症，アシドーシス，高平均気道内圧，交感神経刺激，循環血液量の増加，咳嗽，努責 下降：酸素化，過換気，アルカローシス，プロスタグランジン製剤，血管拡張物質

MEMO
液柱計を用いた中心静脈圧の測定方法

　中心静脈*圧は，血圧トランデューサを用いる方法（肺動脈カテーテル検査＜p.93＞参照）と液柱計を用いる方法がある．
　ここでは液柱計を用いた中心静脈圧の測定方法を解説する．

＊中心静脈とは，胸腔内の上・下大静脈のことであり，上・下大静脈の内圧を中心静脈圧（CVP：central venous pressure）という．中心静脈圧により，体液容量の状態と右室前負荷に関する情報がわかる．

①心臓の位置に印をつける．

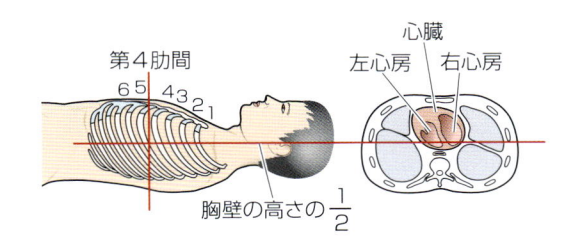

②生理食塩水で連結管まで満たした液柱計を中心静脈カテーテルラインの三方活栓aに接続する．

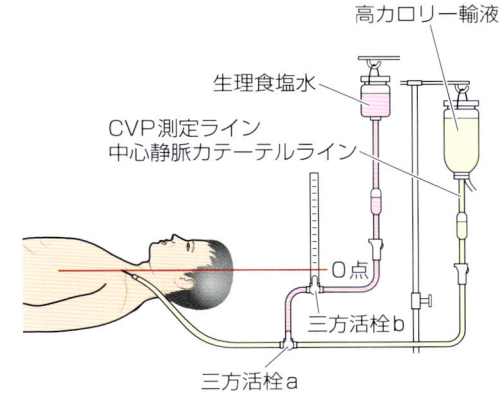

- 定規を用いて第4肋間と胸壁の高さ1/2との交点（右房の位置）を油性ペンで印をつける．
- ベッドを0～45°にし，患者の体位を仰臥位に整える．

③液柱計のゼロ点を①で印をつけた患者の心臓の位置に合わせる．

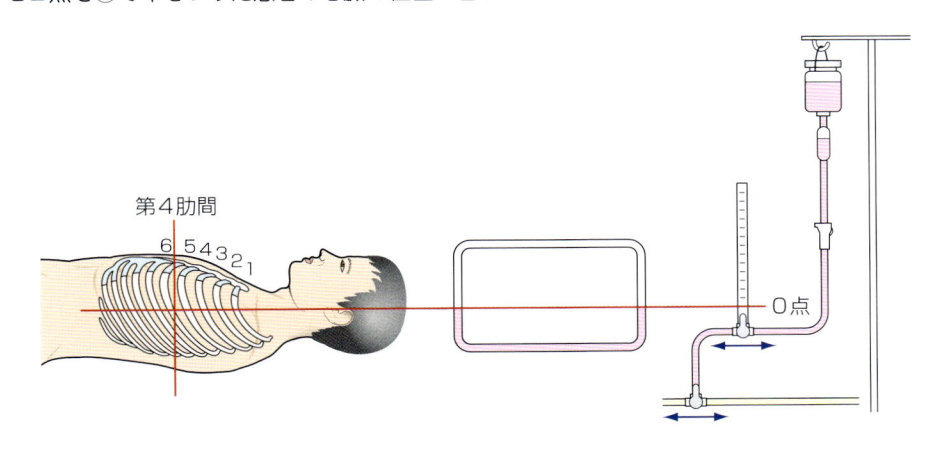

MEMO

④ 三方活栓bを操作して液柱計と輸液ラインのみを開通し，輸液ラインのクランプを開き，フラッシュ液を液柱計に流入する．

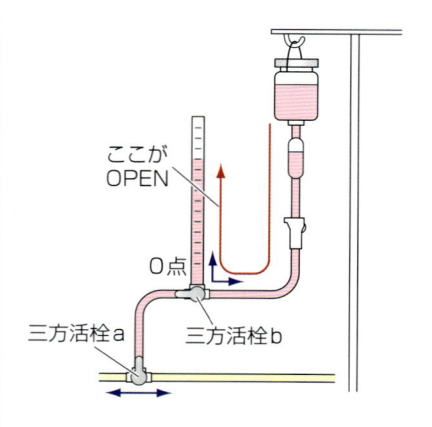

⑤ 輸液ラインのクランプを閉じる．

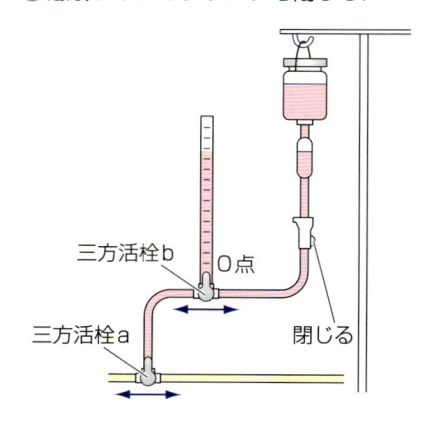

ここがポイント フラッシュ液を全体の2/3または予測される中心静脈圧より高い水位まで満たし，液柱内に気泡がないことを確認しておく．

⑥ 三方活栓aとbを操作して液柱計と患者側のみを開通させ，液柱計の液面を観察する．

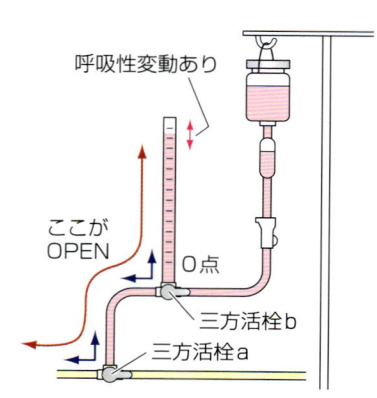

1. 液柱計内の液面が呼吸性移動を示しながら下降するのを確認し，液面の下降が停止した位置の呼気時の値を中心静脈圧として測定する．
2. 呼気終末期の液面の高さ（＝中心静脈圧）を測定する．

やってはダメ 液柱計が空になると患者に空気が流入する可能性があるため注意深く観察する．

⑦ 三方活栓aとbを操作し，輸液ラインと患者側のみを開通する．

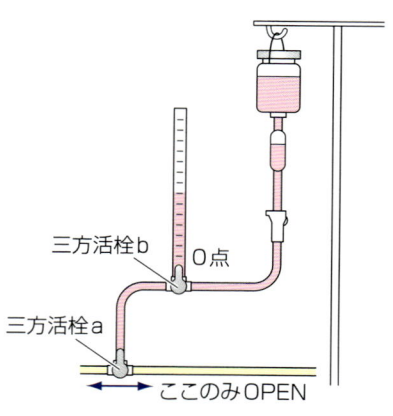

⑧ 中心静脈カテーテルラインが元の状態で輸液が行えることを確認して検査終了．

4 代表疾患のフィジカルアセスメント

4-1 狭心症
4-2 心筋梗塞
4-3 心室中隔穿孔
4-4 心原性ショック
4-5 心膜炎
4-6 感染性心内膜炎
4-7 心筋炎
4-8 心筋症
4-9 三尖弁閉鎖不全症
4-10 僧帽弁狭窄症・閉鎖不全症
4-11 大動脈弁狭窄症・閉鎖不全症
4-12 急性左心不全
4-13 右心不全
4-14 大動脈炎症候群（高安病）
4-15 真性大動脈瘤
4-16 急性大動脈解離
4-17 高血圧性心疾患

4-1 狭心症

- 冠動脈の狭窄によって心筋への血流が低下し，心筋が一過性に虚血（酸素欠乏）に陥ることにより胸部症状をきたす病態である．
- 発作誘因から「労作性狭心症」と「安静時狭心症」に，臨床経過から「安定狭心症」と「不安定狭心症」に，さらに発生機序から「器質性狭心症」「冠攣縮性（異型）狭心症」に分類される．
- 冠動脈狭窄の原因には，粥状動脈硬化，冠動脈攣縮，粥腫破綻による血栓形成などがある．
- 自覚症状の聴取が重要であり，症状，発作の誘因，持続時間など正確に把握する．

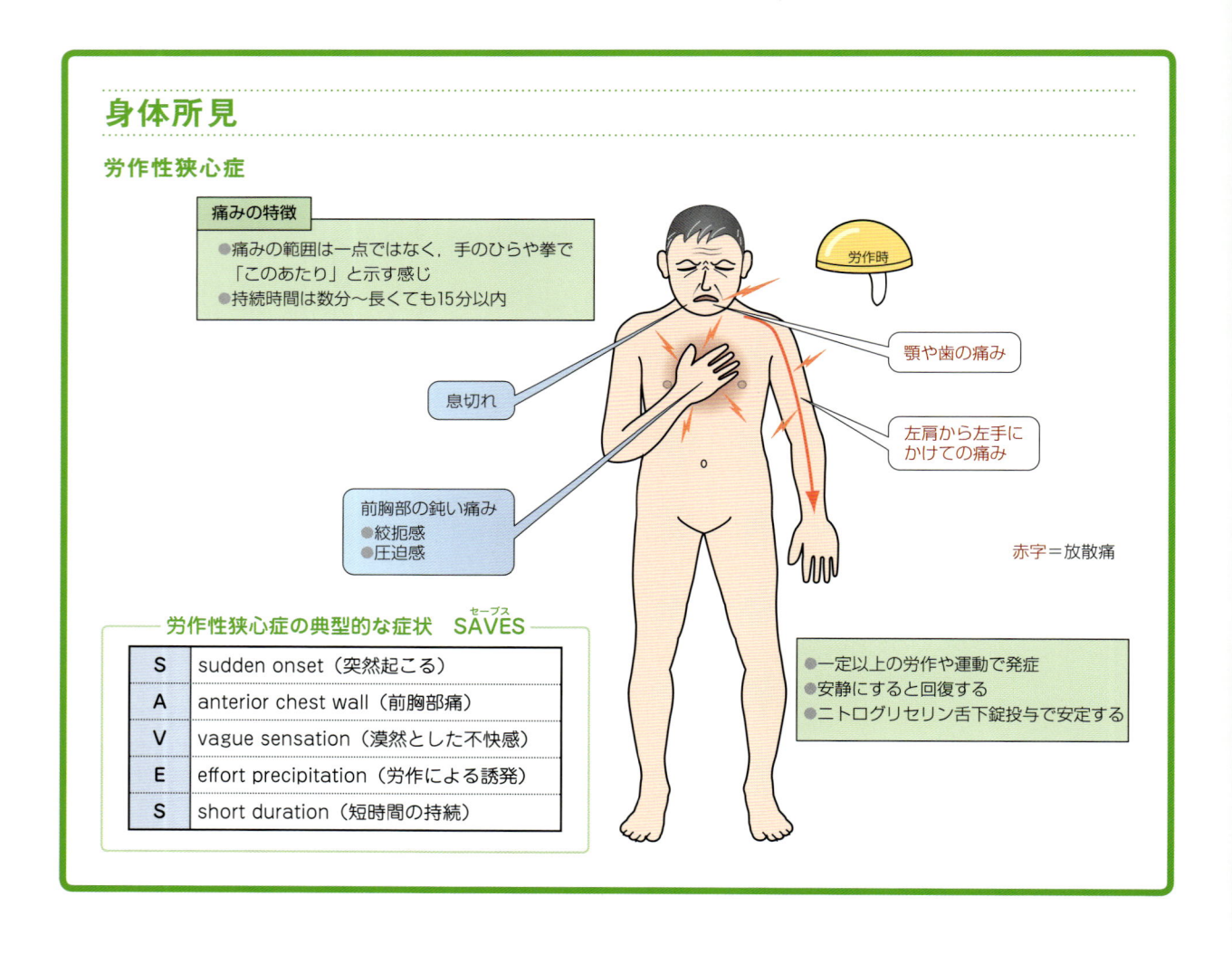

身体所見

労作性狭心症

痛みの特徴
- 痛みの範囲は一点ではなく，手のひらや拳で「このあたり」と示す感じ
- 持続時間は数分〜長くても15分以内

- 息切れ
- 顎や歯の痛み
- 左肩から左手にかけての痛み
- 前胸部の鈍い痛み
  - 絞扼感
  - 圧迫感

赤字＝放散痛

労作時

- 一定以上の労作や運動で発症
- 安静にすると回復する
- ニトログリセリン舌下錠投与で安定する

労作性狭心症の典型的な症状　SAVES（セーブス）

S	sudden onset（突然起こる）
A	anterior chest wall（前胸部痛）
V	vague sensation（漠然とした不快感）
E	effort precipitation（労作による誘発）
S	short duration（短時間の持続）

身体所見

冠攣縮性（異型）狭心症

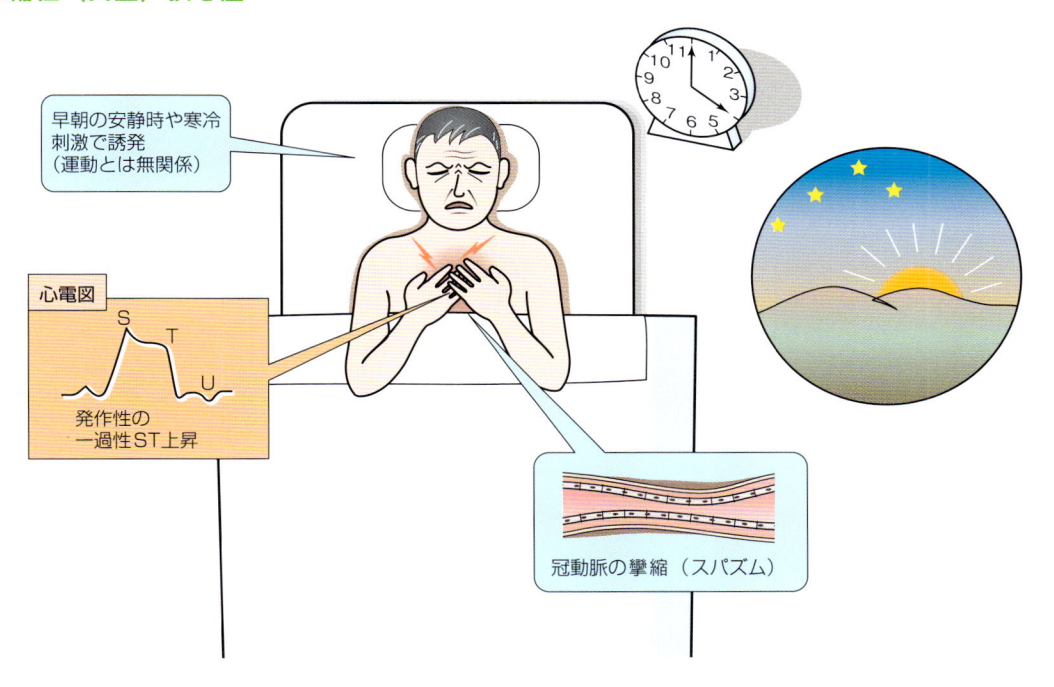

早朝の安静時や寒冷刺激で誘発（運動とは無関係）

心電図

発作性の一過性ST上昇

冠動脈の攣縮（スパズム）

主な狭心症の特徴

労作性狭心症	●典型的なタイプで一定以上の労作や運動，興奮などが誘因となって起こる ●冠動脈狭窄があり，心拍数や血圧の上昇で心筋への酸素の需要と供給のバランスが崩れることが原因である ●発作時はニトログリセリンが著効する
異型狭心症	●安静時狭心症で，冠動脈の攣縮により心筋の血流が低下することで起こる ●発作時の心電図でST上昇を伴うタイプを異型狭心症とよぶ ●自律神経の変動が関与していると考えられ，運動とは無関係に早朝の安静時や寒冷刺激で誘発される
不安定狭心症	●最初から軽労作や安静時に症状がみられるものや労作性狭心症の発作頻度や程度が増悪するもの ●動脈硬化病変の粥腫（血管内プラーク）の破綻による血栓形成が原因であり，急性心筋梗塞とあわせて急性冠症候群と称される重篤な病態である（「4-2心筋梗塞」p.105参照）

4-1

主な検査
- **心電図**：非発作時は正常なことが多い．発作時はST低下または上昇する．
- **心エコー**：壁運動や弁膜症の合併の有無を評価．
- **運動負荷試験（マスター, トレッドミル, エルゴメーター）**：運動負荷をかけて心電図の変化を評価（安定期に実施すること．不安定狭心症には禁忌）．
- **ホルター心電図**：24時間記録し，虚血発作や不整脈の有無を評価．
- **心筋血流シンチグラフィ**：心筋の虚血領域を判定．
- **冠動脈造影**：冠動脈狭窄の有無や狭窄の程度を判定．異型狭心症ではスパズム誘発診断を行う．

冠動脈の病変
以下の病変により，心筋血流が低下する．

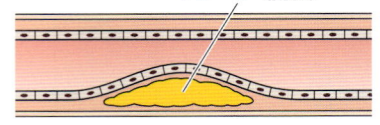

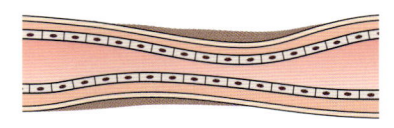

- プラーク（粥腫） — 粥状動脈硬化
- 冠動脈の攣縮（スパズム）
- 血栓 — 血栓形成

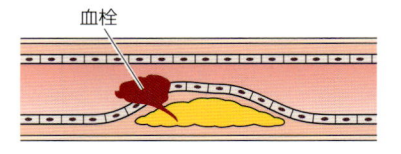

主な治療
- 生活習慣の修正
- 薬物療法
  ① 硝酸薬：前負荷・後負荷を軽減し，心筋酸素需要を軽減．
  ② β遮断薬：心拍数，血圧を低下させ，心筋酸素需要を軽減．
  ③ Ca拮抗薬：冠動脈の拡張と後負荷を軽減．
  ④ カリウムチャネル開口薬：硝酸薬作用に加えて狭心症状の抑制．
  ⑤ 抗血小板薬（アスピリン），抗凝固薬（ヘパリン）
- 経皮的冠動脈インターベーション（PCI）
  ① 冠動脈バルーン拡張術（POBA）
  ② 冠動脈ステント
  ③ 一方向性冠動脈粥腫切除術（DCA）
  ④ ロタブレーター
- 冠動脈バイパス術（CABG）

看護のポイント
- **自覚症状における注意点**
  ① 訴えは「胸痛」とは限らない．「痛み」というより「胸が圧迫される」「締めつけられる」という訴えのことが多い．
  ② 放散痛として，左肩や左腕痛，歯痛を訴える場合もある．
  ③ どのような感じか，患者の言葉で表現してもらうようにする．
- **心負荷をかけない工夫**
  ① 負荷のかかる行為を連続して行わない（二重負荷を避ける）．
  ② 排便コントロールを行う（怒責は心負荷をかける）．
- **症状出現時の報告**
  症状の程度によって「これくらいなら大丈夫」と自己判断したり，事後報告する患者もいる．診断のためには軽度の症状でもすぐに報告してもらう．
- **糖尿病患者の場合**
  神経障害により症状が出にくいことがある．注意が必要．

4-2　心筋梗塞

- 動脈硬化病変の粥腫（血管内プラーク）の破綻による血栓形成により，冠動脈が急激に閉塞され一部の心筋が壊死に陥る病態である．
- 重症例では，心臓のポンプ機能障害により急激に血行動態が悪化するため，迅速な対処が必要である．
- 急性期には早期に再灌流療法を行い，ポンプ機能障害による合併症を防ぐことが重要である．

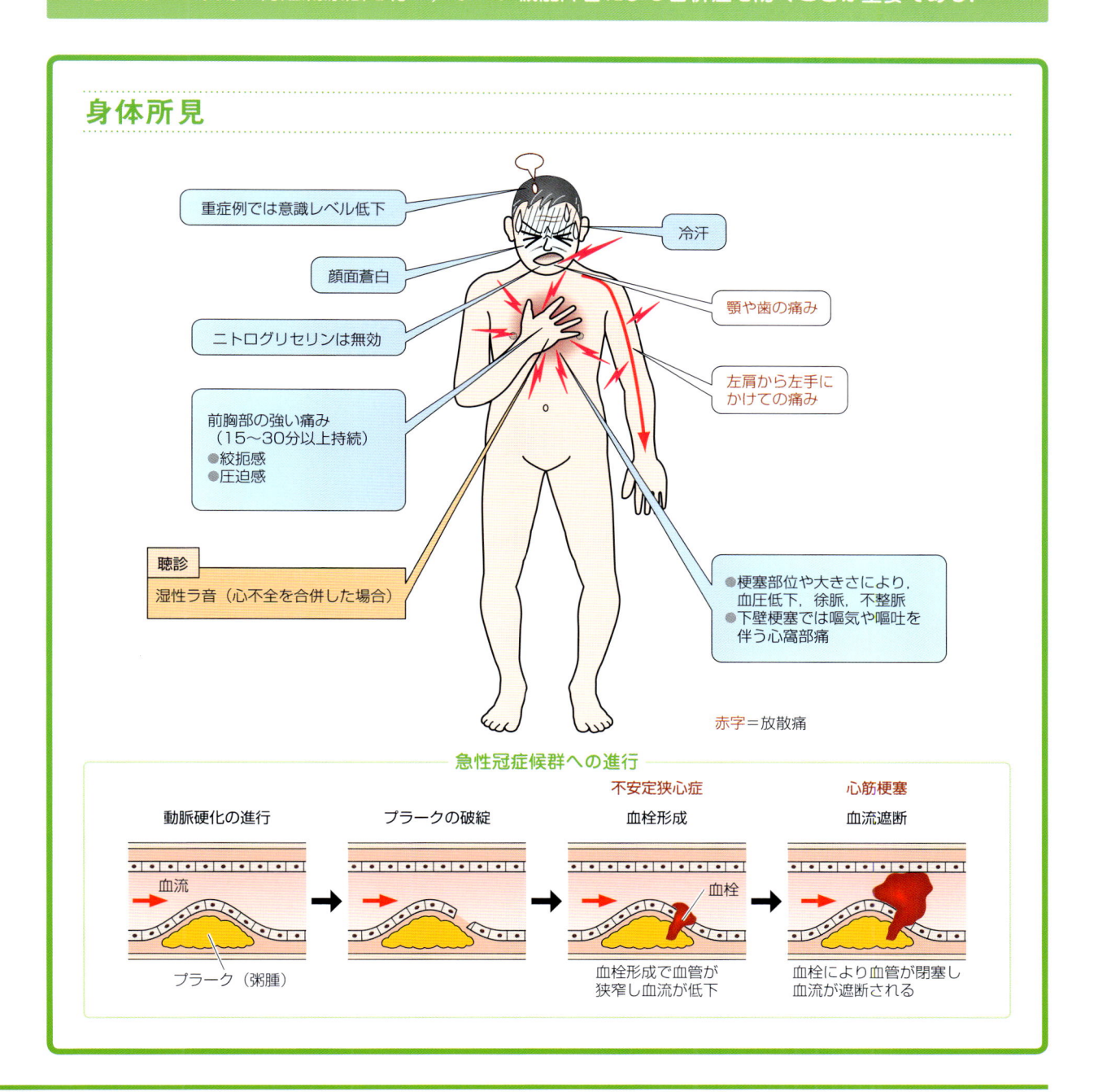

身体所見

- 重症例では意識レベル低下
- 顔面蒼白
- ニトログリセリンは無効
- 前胸部の強い痛み（15～30分以上持続）
  - 絞扼感
  - 圧迫感
- 聴診：湿性ラ音（心不全を合併した場合）
- 冷汗
- 顎や歯の痛み
- 左肩から左手にかけての痛み
- 梗塞部位や大きさにより，血圧低下，徐脈，不整脈
- 下壁梗塞では嘔気や嘔吐を伴う心窩部痛

赤字＝放散痛

急性冠症候群への進行

動脈硬化の進行 → プラークの破綻 → **不安定狭心症** 血栓形成 → **心筋梗塞** 血流遮断

- プラーク（粥腫）
- 血栓形成で血管が狭窄し血流が低下
- 血栓により血管が閉塞し血流が遮断される

4-2

主な検査

- **心電図**：梗塞部位を判定．ST上昇，ST低下または陰性T波，異常Q波などの不整脈の出現．
- **血液検査**
- **初期判定**：トロポニンT，H-FABP（全血中ヒト心臓由来脂肪酸結合蛋白）陽性．
- 心筋逸脱酵素（CPK，CPK-MB，GOT，GPT，LDH）や白血球の上昇．
- **心エコー**：梗塞部位の壁運動の低下，合併症の有無を確認．
- **胸部X線**：心不全の有無を確認．
- **冠動脈造影**：冠動脈閉塞の有無と閉塞部位の判定．

MEMO
梗塞部位とST上昇の関係

梗塞部位		梗塞波形（ST上昇）が出現する誘導											主な閉塞枝
		I	II	III	aV$_R$	aV$_L$	aV$_F$	V$_1$	V$_2$	V$_3$	V$_4$	V$_5$	V$_6$	
前壁中隔	右室/前壁/左室/中隔/後壁/側壁							○	○	○	○			左前下行枝
広範前壁	前壁	○				○		○	○	○	○	○	○	左前下行枝
側壁	側壁	○				○						○	○	左前下行枝 左回旋枝
高位側壁	右室/左室/側壁	○				○								左前下行枝 左回旋枝
下壁	後壁/前壁		○	○			○							右冠動脈
後壁	後壁/前壁							*	*					左回旋枝 右冠動脈

＊R波の増高（鏡像変化）

主な治療

- 安静,点滴ライン確保,モニター心電図
- 初期治療:MONA*
- その他の薬物療法:抗血小板薬(アスピリン),抗凝固薬(ヘパリン),β遮断薬,血管拡張薬,ACE阻害薬,ARBなど症例に応じて投与.
- 経皮的冠動脈インターベーション(PCI):発症12時間以内で胸痛が持続する場合に実施する.
  ① 冠動脈内血栓吸引術
  ② 冠動脈バルーン拡張術(POBA)
  ③ 冠動脈ステント
- 冠動脈バイパス術(CABG)

*MONA:M-モルヒネ(鎮痛),O-酸素,N-ニトログリセリン(血圧が保たれている場合),A-アスピリン(かみ砕いて内服).

看護のポイント

- 心電図モニターを監視し,不整脈の出現など,異常の早期発見に努める.
- 心拍数や血圧の変動に注意を払う.頻脈や血圧上昇は,心筋の酸素消費量を増し,心負荷を助長する.
- 不安や恐怖に対し,精神的サポートを行う.
- **急性期**
  安静を保持し,心負荷を抑えたケアの方法を選択する.
- **心不全合併時**
  状態が急激に悪化することがある.バイタルサインや症状を観察し,悪化の徴候を見逃さない.

Column いつの間にか心筋梗塞に!それってアリ?

56歳のAさんは,会社の定期健診で心電図検査をしたところ,QSパターンになっているところがあり,陳旧性心筋梗塞の疑いと診断されました.しかし,Aさんは特に狭心痛のようなものを経験した覚えがありませんでした.心筋梗塞は死にいたる可能性もある怖い病気ですが,本人も知らないうちにいつの間にか心筋梗塞になってるなんて,そんなことってあるんでしょうか?

これは,無症候性心筋虚血(SMI)といわれるもので,冠動脈に狭窄や閉塞があるにもかかわらず,自覚症状がない状態のことです.

心筋梗塞は,冠動脈の閉塞や狭窄により心筋が壊死してしまった状態のことですが,心筋が壊死しただけで,死にいたるわけではありません.死にいたる理由は,その合併症にあります.代表的なものは,心室細動や心室性頻拍,完全房室ブロックなどの重症不整脈や,心不全や心原性ショックです.心筋梗塞の治療は,合併症管理にあるといっても過言ではありません.

AさんはSMIにより,いつの間にか心筋梗塞なっていましたが,これといった合併症もなかったので,本人もまったく気づかないうちに急性期をすぎたのでしょう.

4-3 心室中隔穿孔

- 前壁中隔梗塞（左前下行枝），後下壁梗塞後24時間以内または3〜5日に多くみられる．
- 急性期に突然発症する全収縮期雑音と，肺うっ血，LOS*を主徴とする．
- 自然予後はきわめて不良で，緊急手術の適応となる．

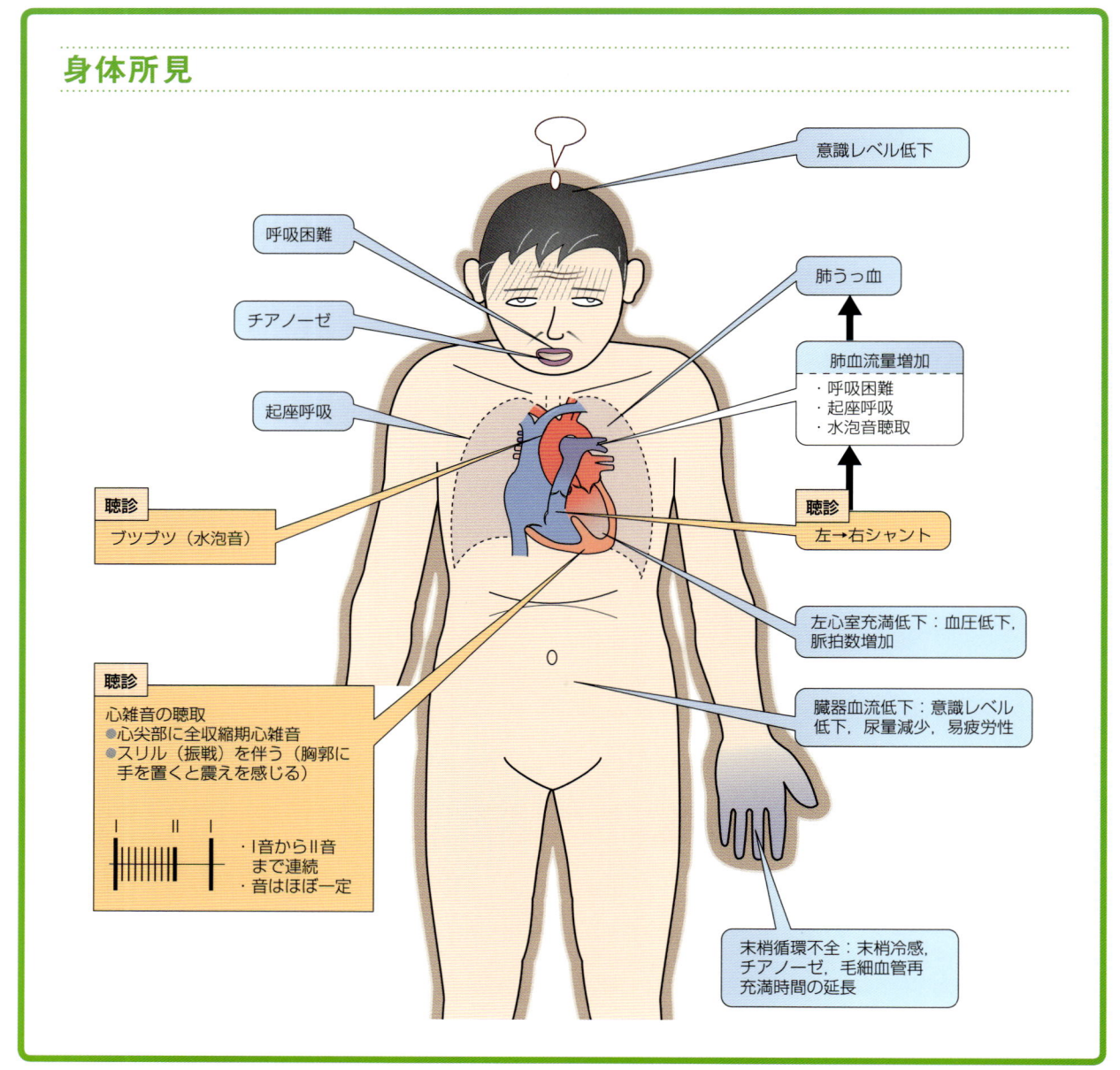

身体所見

- 意識レベル低下
- 呼吸困難
- チアノーゼ
- 起座呼吸
- 肺うっ血
- 肺血流量増加
  - 呼吸困難
  - 起座呼吸
  - 水泡音聴取

聴診
ブツブツ（水泡音）

聴診
左→右シャント

- 左心室充満低下：血圧低下，脈拍数増加
- 臓器血流低下：意識レベル低下，尿量減少，易疲労性
- 末梢循環不全：末梢冷感，チアノーゼ，毛細血管再充満時間の延長

聴診
心雑音の聴取
- 心尖部に全収縮期心雑音
- スリル（振戦）を伴う（胸郭に手を置くと震えを感じる）
  - I音からII音まで連続
  - 音はほぼ一定

*LOS（低心拍出量症候群）：心拍出量が低下し，組織灌流が低下した状態．心拍出量が2L/分/㎡未満で，低血圧，脈圧減少，末梢冷感，チアノーゼ，尿量低下，意識レベル低下の症状が出現する．

4章 代表疾患のフィジカルアセスメント──心室中隔穿孔

主な検査

- 心電図：心肥大，左房負荷．
- 胸部X線：心拡大，右主肺動脈の拡大，肺血管陰影の増強．
- 心エコー：心室中隔欠損孔，左→右シャントの存在．
- スワン・ガンツカテーテル：右心室または肺動脈での酸素飽和度の上昇，肺動脈圧の測定．

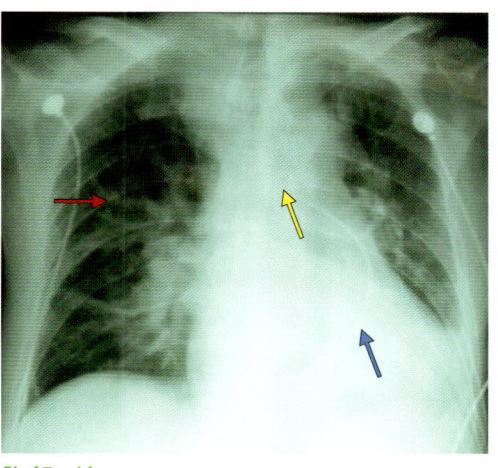

胸部X線
右主肺動脈の拡大および両側肺うっ血を認める（→）．IABP（→），スワン・ガンツカテーテル（→）が挿入されている．

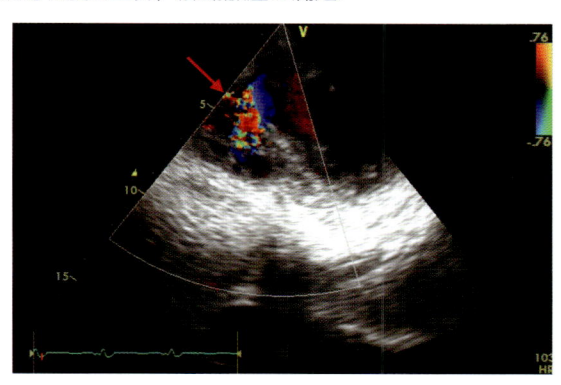

心エコー
カラードプラーにて左心室から右心室へ向かうシャント血流（→）をみとめる．

主な治療

- 補助循環：大動脈バルーンパンピング法（IABP）（後負荷の軽減）．
- 薬物療法：強心薬，血管拡張薬．
- 基本的に外科手術を考慮：心内膜パッチ閉鎖，左心室形成術．

看護のポイント

- 後負荷の軽減と再穿孔の予防のため，血圧コントロールが重要．
  ① 安静の保持
  ② ストレスの軽減
  ③ 睡眠リズムの調整
  ④ 怒責の予防
- 高濃度酸素投与により肺血管抵抗が低下し，左→右シャントが増大する危険性があるため注意が必要．

IABP

- 効果は，①後負荷の軽減，②心筋酸素消費量の減少，③冠血流の増加，④平均動脈圧の維持．
- 胸部下行動脈に留置したバルーンを心臓の拍動に合わせて拡張・収縮させる．

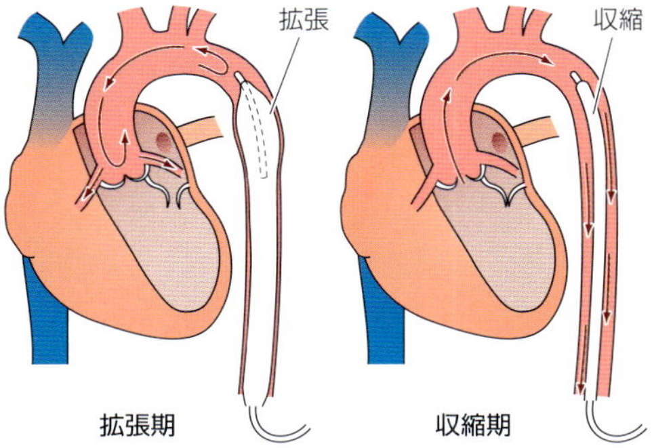

拡張期　　収縮期

4-4 心原性ショック

- 心疾患に伴い，左心ポンプ機能が低下して低心拍出量状態をきたす病態．
- 心筋梗塞，急性心筋炎，肺塞栓症，不整脈，拡張型心筋症，心室瘤，心臓弁膜症，心タンポナーデなどが原因で起こる．

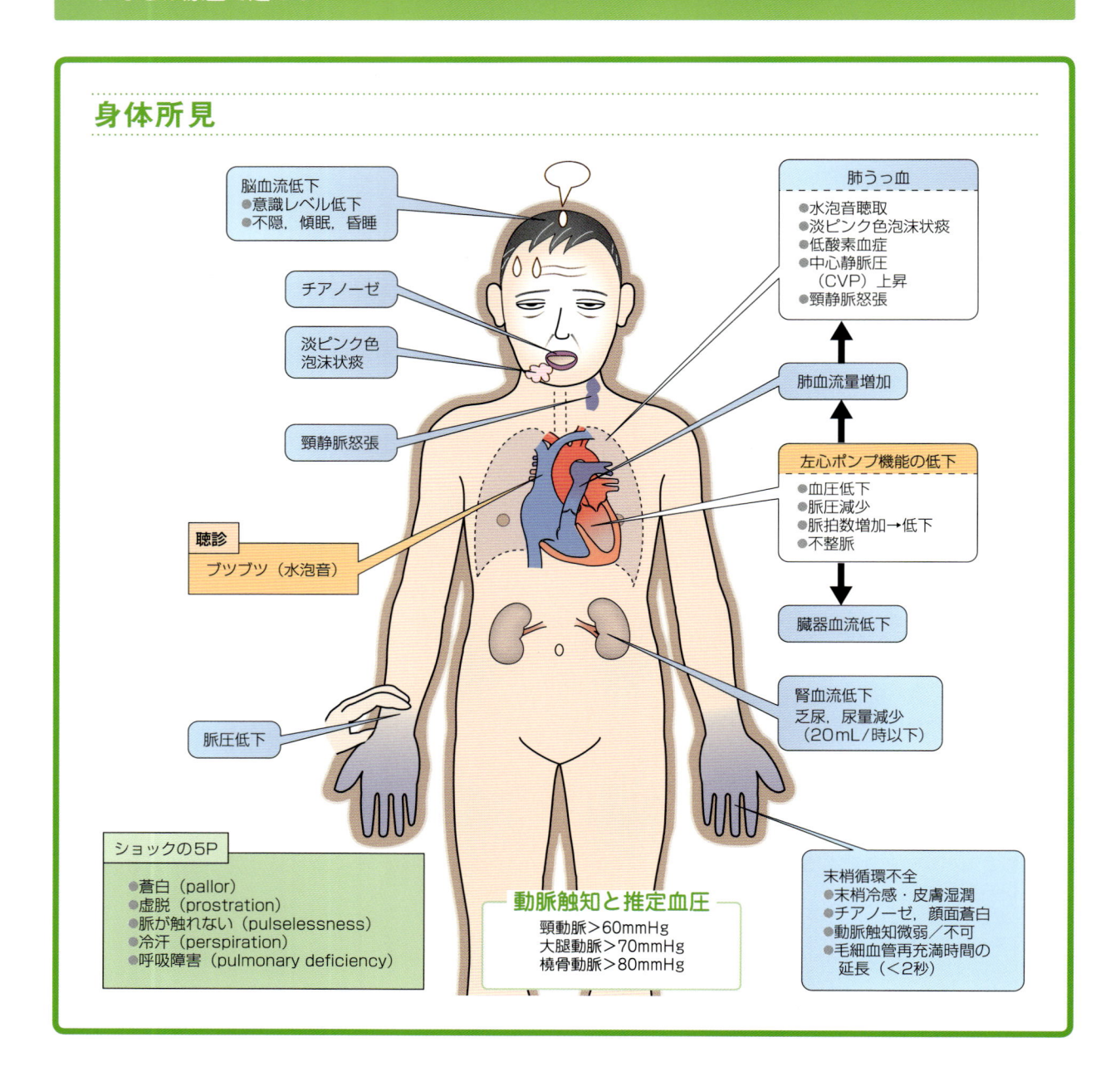

身体所見

脳血流低下
- 意識レベル低下
- 不穏，傾眠，昏睡

チアノーゼ

淡ピンク色泡沫状痰

頸静脈怒張

聴診
ブツブツ（水泡音）

脈圧低下

ショックの5P
- 蒼白（pallor）
- 虚脱（prostration）
- 脈が触れない（pulselessness）
- 冷汗（perspiration）
- 呼吸障害（pulmonary deficiency）

肺うっ血
- 水泡音聴取
- 淡ピンク色泡沫状痰
- 低酸素血症
- 中心静脈圧（CVP）上昇
- 頸静脈怒張

肺血流量増加

左心ポンプ機能の低下
- 血圧低下
- 脈圧減少
- 脈拍数増加→低下
- 不整脈

臓器血流低下

腎血流低下
乏尿，尿量減少（20mL/時以下）

末梢循環不全
- 末梢冷感・皮膚湿潤
- チアノーゼ，顔面蒼白
- 動脈触知微弱／不可
- 毛細血管再充満時間の延長（＜2秒）

動脈触知と推定血圧
- 頸動脈＞60mmHg
- 大腿動脈＞70mmHg
- 橈骨動脈＞80mmHg

主な検査・診断

- Forrester分類・Stevenson＆Nohria分類

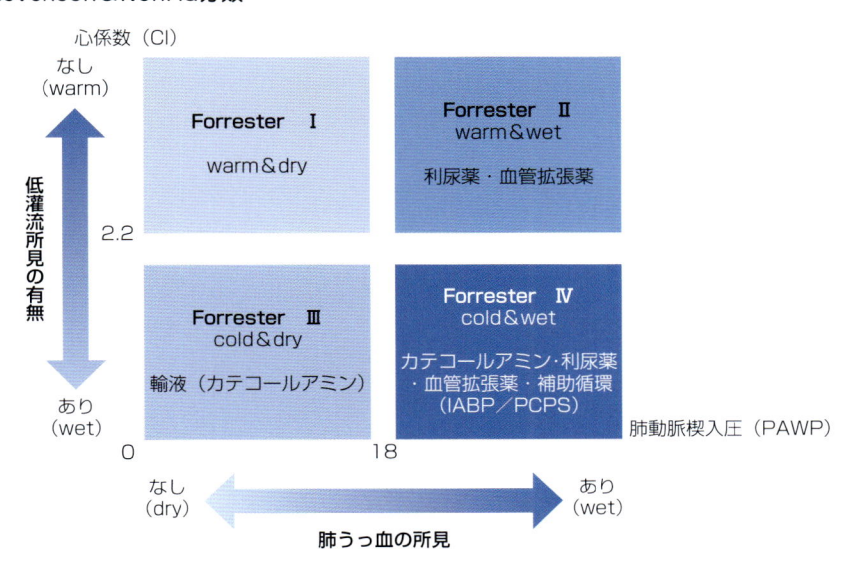

	なし(dry) ← 肺うっ血の所見 → あり(wet)
心係数(CI) なし(warm) ↑ 低灌流所見の有無 2.2 ↓ あり(wet)	Forrester Ⅰ warm&dry ／ Forrester Ⅱ warm&wet 利尿薬・血管拡張薬 Forrester Ⅲ cold&dry 輸液（カテコールアミン） ／ Forrester Ⅳ cold&wet カテコールアミン・利尿薬・血管拡張薬・補助循環（IABP／PCPS）

肺動脈楔入圧（PAWP） 0 — 18

主な治療

- **一般的処置**：酸素吸入（人工呼吸），輸液，重症例では心肺蘇生．
- **薬物療法**：カテコールアミン，血管拡張薬，フロセミド．
- **原因となる心疾患の治療**
- **循環補助装置の使用**
  ① 大動脈バルーンパンピング（IABP）
  ② 経皮的心肺補助法（PCPS）：右心房に脱血管，大動脈（腸骨動脈）に送血管を留置し，人工肺を用いて酸素化された血液を逆行性に全身還流させる．

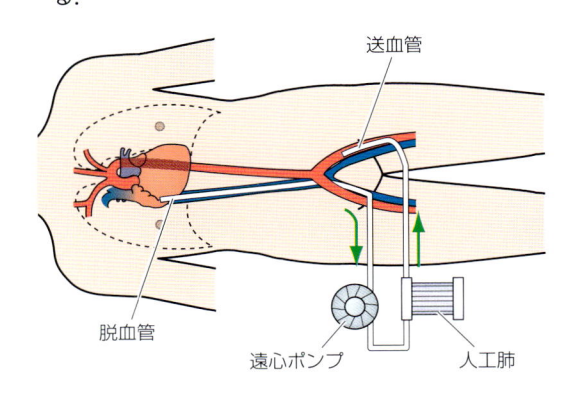

（図：送血管，脱血管，遠心ポンプ，人工肺）

看護のポイント

- 緊急を要する病態であるため，迅速・確実な介助を行う．
  ① 全身血流（特に脳血流）の維持：平均血圧65mmHgが維持できるよう，全身状態のモニタリング，確実な薬物投与を行う．
  ② 静脈路の確保（なるべく太い血管・太い静脈針を使用），輸液の急速投与．
  ③ 低酸素血症の改善：気道確保，確実な酸素投与を行う．
  ④ 原因疾患の治療（PCIなど）・補助循環装置挿入の介助．
- 突然の発症・重症化により患者・家族は混乱を生じる場合が多い．不安を軽減できるよう適宜声かけや環境調整が必要となる．

PCPS
効果は，①低酸素血症の是正，②平均動脈圧の維持（心肺停止時にも使用可能）．

4-5 心膜炎

- 心臓を包んでいる心外膜に炎症が生じる病態である.
- 原因不明の特発性心膜炎が最も多いが，そのほとんどはウイルス性であると考えられている.
- その他，原因の明らかなものとしては細菌感染，リウマチ性疾患，膠原病，尿毒症，心筋梗塞後，悪性腫瘍によるものなど多様である．全身疾患の一部や合併症として起こり，治療は原因により異なる.

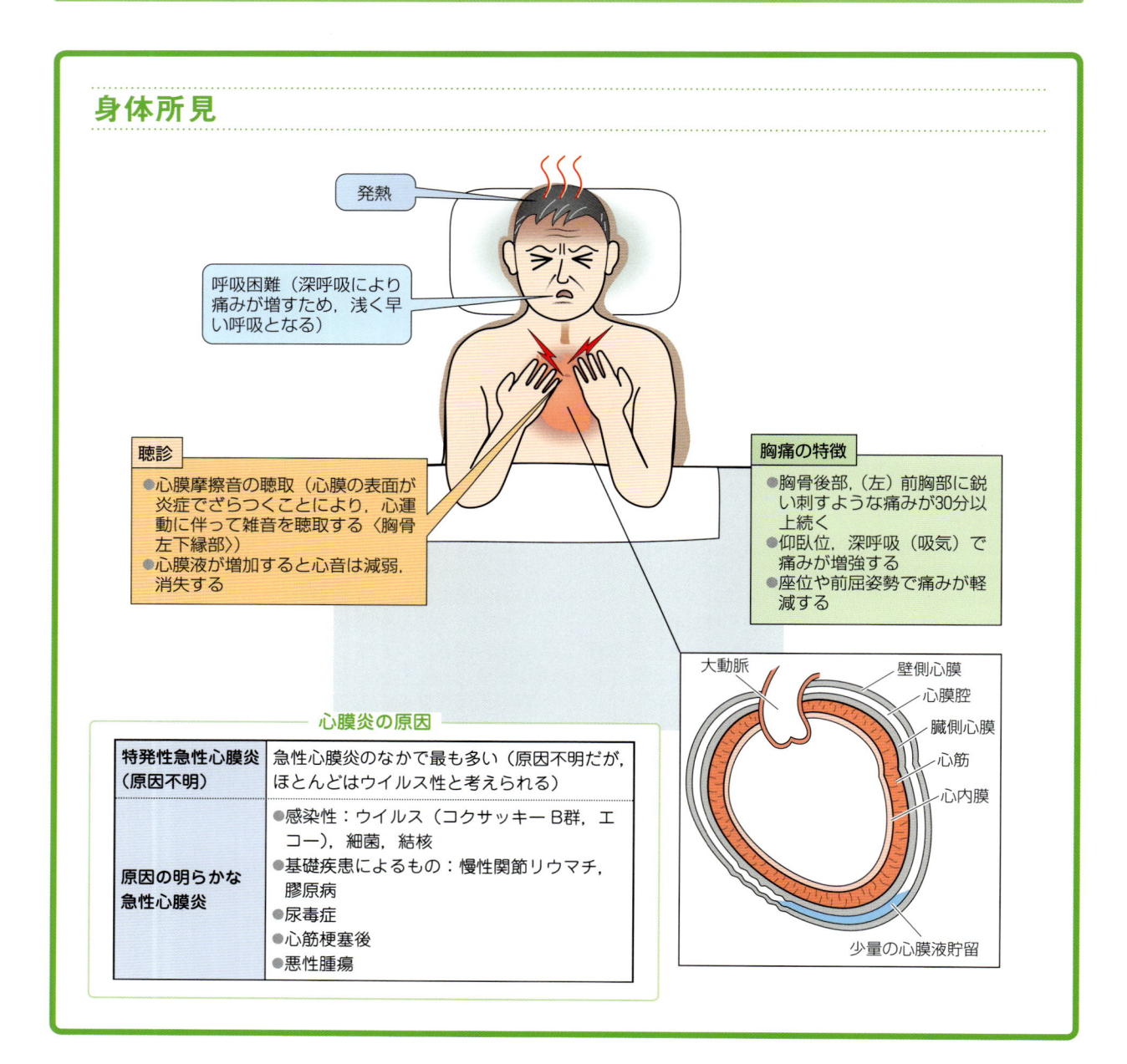

身体所見

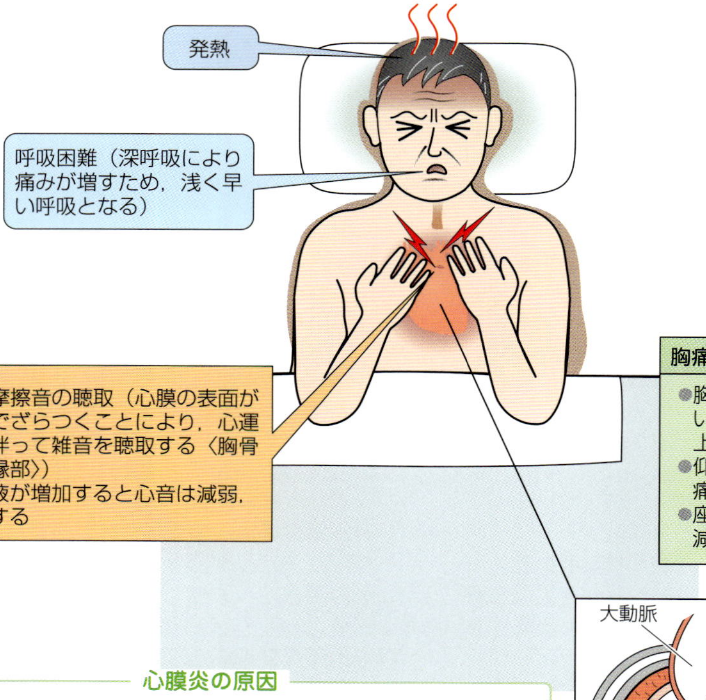
発熱
呼吸困難（深呼吸により痛みが増すため，浅く早い呼吸となる）

聴診

- 心膜摩擦音の聴取（心膜の表面が炎症でざらつくことにより，心運動に伴って雑音を聴取する〈胸骨左下縁部〉）
- 心膜液が増加すると心音は減弱，消失する

胸痛の特徴

- 胸骨後部，（左）前胸部に鋭い刺すような痛みが30分以上続く
- 仰臥位，深呼吸（吸気）で痛みが増強する
- 座位や前屈姿勢で痛みが軽減する

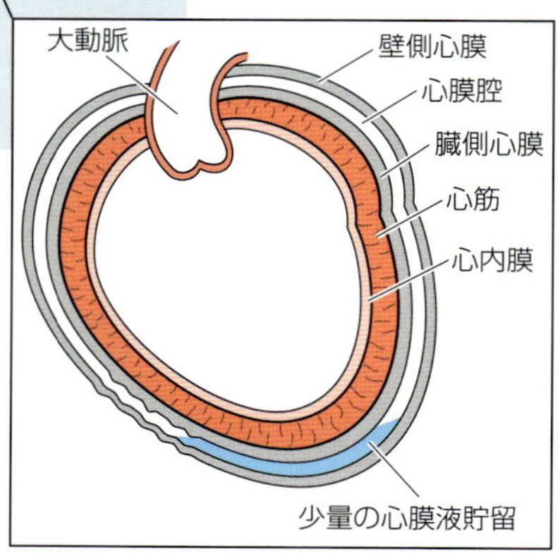
大動脈
壁側心膜
心膜腔
臓側心膜
心筋
心内膜
少量の心膜液貯留

心膜炎の原因

特発性急性心膜炎（原因不明）	急性心膜炎のなかで最も多い（原因不明だが，ほとんどはウイルス性と考えられる）
原因の明らかな急性心膜炎	●感染性：ウイルス（コクサッキーB群，エコー），細菌，結核 ●基礎疾患によるもの：慢性関節リウマチ，膠原病 ●尿毒症 ●心筋梗塞後 ●悪性腫瘍

主な検査

- **胸部X線**：多量の心膜液が貯留すると心拡大をみとめる．
- **心電図**：ほとんどの誘導でST上昇をみとめる．
- **心エコー**：心膜液が溜まると，心臓周囲にecho-freespase（エコー像でエコーがみられない空間）をみとめる．
- **血液検査**：炎症所見（CRP，白血球の増加）のほか，原因疾患に関連する値が変化する．
- **心膜穿刺**：心膜液をみとめる場合は原因診断のため，心膜液検査を行う（細菌培養，細胞診など）．

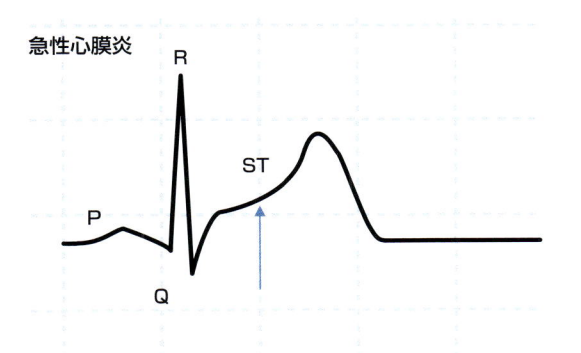

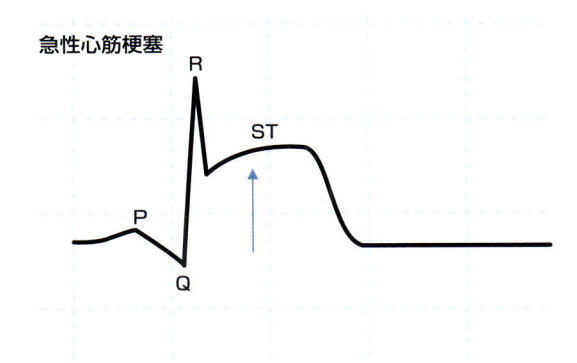

急性心膜炎
- 凹型にST上昇
- ほとんどの誘導でST上昇

急性心筋梗塞
- 凸型にST上昇
- 梗塞部位に関連してST上昇

心電図
急性心筋梗塞との鑑別が重要となる．急性心膜炎は，凹型にST上昇をみとめる．急性心筋梗塞は，凸型にST上昇をみとめ，梗塞部位に関連してST上昇をみとめる．

主な治療

- **症状に対する治療**
① 胸痛に対しては，非ステロイド性消炎鎮痛薬（NSAIDs）投与．
② 呼吸困難に対しては，酸素投与し，症状が安定するまで安静にする．
③ 心膜液貯留による呼吸困難や心タンポナーデがみられる場合は，心膜穿刺を行う．
- **原因疾患に対する治療**
① 特発性およびウイルス性 ⇒ 安静，NSAIDs投与
② 細菌性 ⇒ 抗生物質投与
③ 尿毒症性心膜炎 ⇒ 血液透析の導入
④ 膠原病 ⇒ ステロイド投与

看護のポイント

- **症状緩和のためのケアが中心となる**
鋭い痛みが深い呼吸により増強するため，浅い呼吸となり，呼吸困難を訴える．
① 患者の自覚症状を観察し，苦痛の緩和に努める．
② 鎮痛薬の使用や安楽な体位を工夫する．
- **心タンポナーデの徴候を見逃さない**
心膜液が多量となると，心膜腔の内圧が上昇し，心室拡張障害を引き起こす．そうなると心拍出量が低下し，ショックとなる可能性があるため，早急な対応が必要となる．
① Beckの三徴（低血圧，頸静脈の怒張，心音微弱）の有無を観察する．
② 呼吸困難，チアノーゼ，尿量減少などにも注意する．

4-6 感染性心内膜炎

- 細菌が血液中に侵入して心内膜，特に心臓弁膜に定着し感染を起こす病態である．弁尖や弁膜に疣贅（感染巣）を形成し進行すると，弁尖や弁支持組織を破壊して心不全を引き起こす．
- 基礎疾患として弁膜症や先天性心疾患を有していることが多い．
- 感染経路は歯科治療が多いが，その他の外科的，内科的処置による血流感染の可能性もある．原因不明の発熱が続き，心不全症状が出現する場合は感染性心内膜炎を疑う．
- 重要な合併症として心不全の増悪，脳血管障害がある．合併症の早期発見と速やかな対応が重要である．

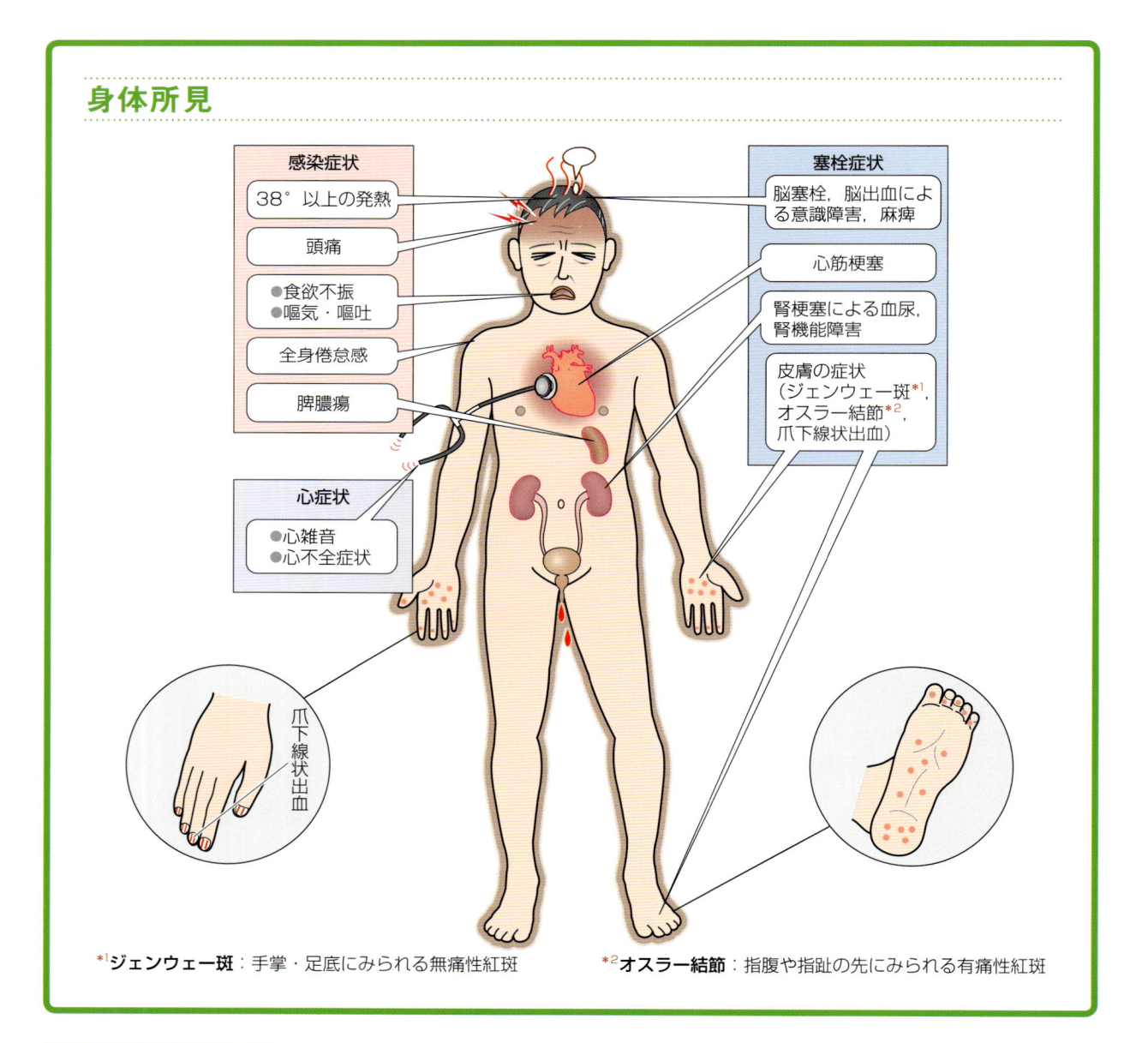

身体所見

感染症状
- 38°以上の発熱
- 頭痛
- 食欲不振
- 嘔気・嘔吐
- 全身倦怠感
- 脾膿瘍

心症状
- 心雑音
- 心不全症状

塞栓症状
- 脳塞栓，脳出血による意識障害，麻痺
- 心筋梗塞
- 腎梗塞による血尿，腎機能障害
- 皮膚の症状（ジェンウェー斑[*1]，オスラー結節[*2]，爪下線状出血）

爪下線状出血

[*1]**ジェンウェー斑**：手掌・足底にみられる無痛性紅斑
[*2]**オスラー結節**：指腹や指趾の先にみられる有痛性紅斑

4章　代表疾患のフィジカルアセスメント──感染性心内膜炎

感染性心内膜炎の機序
- 塞栓症状は，疣贅の一部の剥離や，弁や弁周囲の支持組織が破壊され，全身に飛散することで起こる．
- 塞栓が，脾臓，腎臓，肝臓，腸骨動脈にまで及ぶことがある．

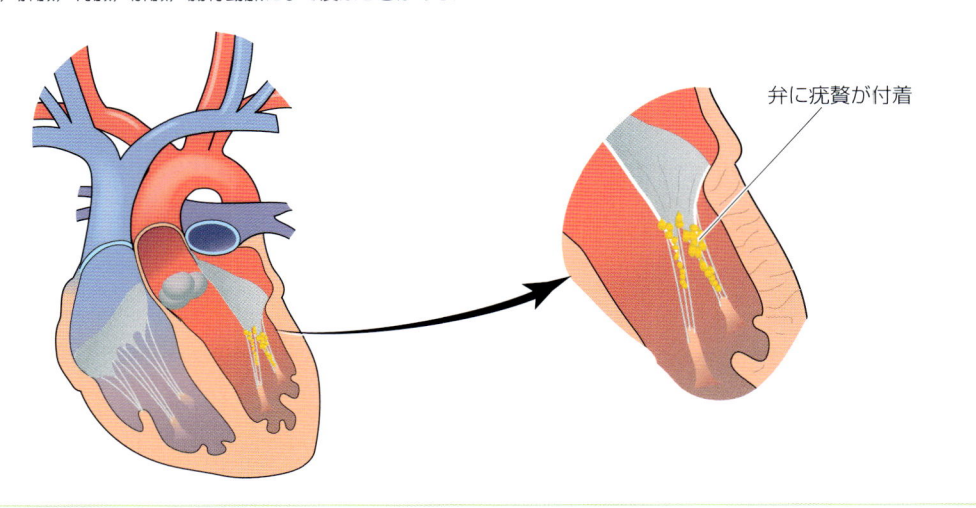

弁に疣贅が付着

主な検査

- **血液培養**：起因菌を確定するための最も重要な検査．
- **心エコー**：基礎疾患の有無，僧帽弁や大動脈弁などに付着する疣贅の状態，弁破壊の状態など．
- **胸部X線**：心不全の有無．

主な治療

- **内科治療**
① 感受性のある十分な量の抗生物質を長期的に投与する（4～6週間）．
② 起因炎菌は緑色連鎖球菌，黄色ブドウ球菌が多く，ペニシリン系抗生物質が第一選択薬である．
- **心不全に対する治療**
- **外科治療**
　内科治療が困難な場合や，弁の機能障害により心不全が悪化した場合は，手術が必要．特に，弁の破壊をみとめる場合は，血行動態の破綻をきたすため，緊急手術となることが多い．
① 弁形成術
② 人工弁置換術

看護のポイント

- **発熱や全身倦怠感がある場合**
① 体力の消耗を避けるため，安静を保持する．
② 心不全を伴う場合も安静にし，負担のかからないケアを選択する．
- **脳血管障害の早期発見**
① 意識状態の変化を注意深く観察する．
② 麻痺症状の出現がないかを確認する．
- **重症例の場合**
　心不全が急激に進行する．外科治療が選択される場合は緊急手術となることが多いため，迅速な対応が求められる．
- **精神的ケア**
　症状が安定しても抗生物質の長期投与が行われるため，治療への理解を促すと同時に精神的ケアが必要となる．

4-7 心筋炎

- 心筋に炎症細胞の浸潤が生じ，心筋障害を引き起こす病態である．
- 原因のほとんどは細菌やウイルス感染によるもので，なかでもコクサッキーウイルスB群が多い．
- 感染症以外の原因では膠原病やサルコイドーシスなどの全身疾患，薬物や化学物質などの刺激反応性などがある．
- 前駆症状として感冒症状や消化器症状があり，その後数時間～数日で胸痛や心不全症状が出現する．そのため，初期には感冒と見過ごされることも多い．
- 一般に急性期を過ぎれば心機能は回復し，予後は良好な例が多いが，ときに心原性ショックにいたるような劇症例もみられる．
- 症状は，炎症の程度や心筋障害の程度により異なる．

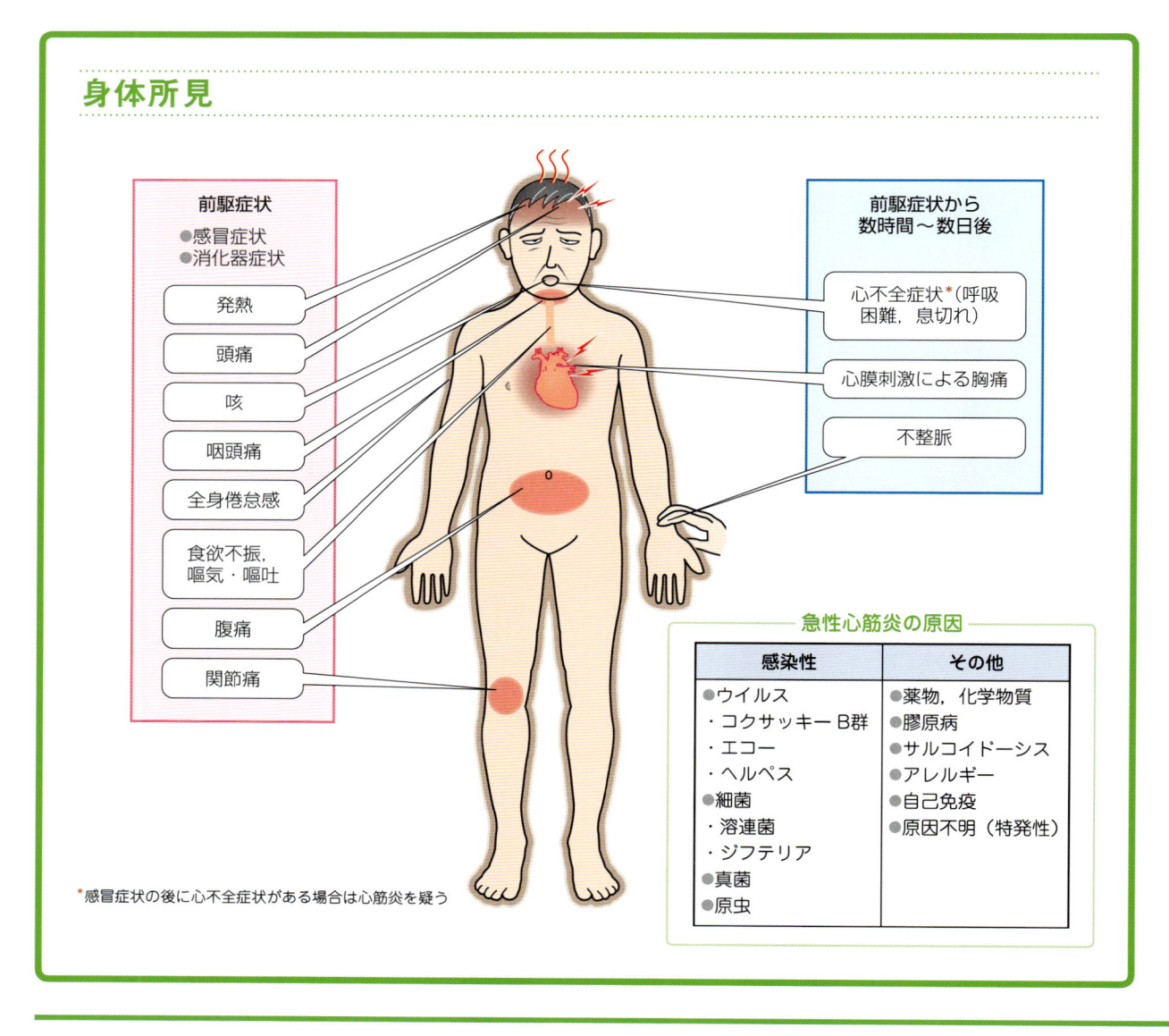

身体所見

前駆症状
- 感冒症状
- 消化器症状

- 発熱
- 頭痛
- 咳
- 咽頭痛
- 全身倦怠感
- 食欲不振，嘔気・嘔吐
- 腹痛
- 関節痛

前駆症状から数時間～数日後
- 心不全症状*（呼吸困難，息切れ）
- 心膜刺激による胸痛
- 不整脈

*感冒症状の後に心不全症状がある場合は心筋炎を疑う

急性心筋炎の原因

感染性	その他
●ウイルス ・コクサッキー B群 ・エコー ・ヘルペス ●細菌 ・溶連菌 ・ジフテリア ●真菌 ●原虫	●薬物，化学物質 ●膠原病 ●サルコイドーシス ●アレルギー ●自己免疫 ●原因不明（特発性）

主な検査

- **心電図**：ST上昇や低下，陰性T波，房室ブロックなど不整脈の所見は多彩である．これらの所見は数時間単位で変化するため，経時的な観察が必要である．
- **血液検査**：白血球増加，CRPなどの炎症所見．心筋が障害されるため，CPK，GOT，LDHなどの心筋逸脱酵素も上昇する．
- **ウイルス学的検査**：ウイルス感染が原因のことが多いため，血清ウイルス抗体価を測定．
- **心エコー**：左心室の壁運動低下，炎症部位の左心室の肥厚，心膜液の貯留（心膜炎の合併）．
- **胸部X線**：心拡大，うっ血の確認（軽度のことが多い）．
- **心臓カテーテル検査**：心筋梗塞の鑑別診断，確定診断のための心筋生検の実施．

> **ここがポイント** 心筋梗塞との鑑別が重要！

主な治療

ウイルス感染を主とするため，原因治療はなく心不全や不整脈などの合併症に対する対症療法*が中心となる．

- **心不全治療**：安静，酸素療法，食事療法，薬物療法（利尿薬，ACE阻害薬，血管拡張薬，ジギタリス製剤）．急性期には，血圧・呼吸など各種モニター管理を行う．
- **不整脈治療**：心電図モニター管理を行う．高度房室ブロック，完全房室ブロックに対しては一時的ペースメーカ．致死的不整脈に対する薬物，電気的除細動の準備．
- **急変に備えた準備**：一般的には炎症期が1～2週間続いた後，回復過程に入ることが多く，予後は良好と考えられているが，補助循環を必要とする劇症例もある．また，急変の可能性もあるため，急性期における血行動態の維持が重要である．
- 補助循環：IABP（大動脈内バルーンパンピング），PCPS（経皮的心肺補助装置）．

*発熱に対する非ステロイド性消炎鎮痛薬（NSAIDs）の使用は，ウイルス感染を増強させる恐れがあるので発症初期にはなるべく使用しないほうがよい．

看護のポイント

- **急性期**
  心不全症状や不整脈を起こす可能性が大きい．そのため，症状の観察や各種データを含めた全身状態を把握し，異常の早期発見と対処に努める．
- 劇症化する可能性があることを知っておくこと．その場合は，緊急にIABP・PCPSなどの補助循環を必要とするため，速やかな対処が必要である．

4-8 心筋症

- 心筋症で代表的なものは，肥大型心筋症（HCM）と拡張型心筋症（DCM）である．
- 肥大型心筋症：① 心筋が厚く肥大化し，この結果，左室流出路狭窄による心拍出量の低下，左室拡張機能の低下をきたす．② 非閉塞型と閉塞型に分類される．③ 無症状例も多く，定期健診の心電図検査で発見されることも多い．
- 拡張型心筋症：① 心室内腔の著しい拡張が特徴的で心筋の厚さは非常に薄くなる．② 心筋収縮力が著しく低下し，うっ血性心不全を呈する．③ 長期予後は不良で根本治療は心臓移植である．

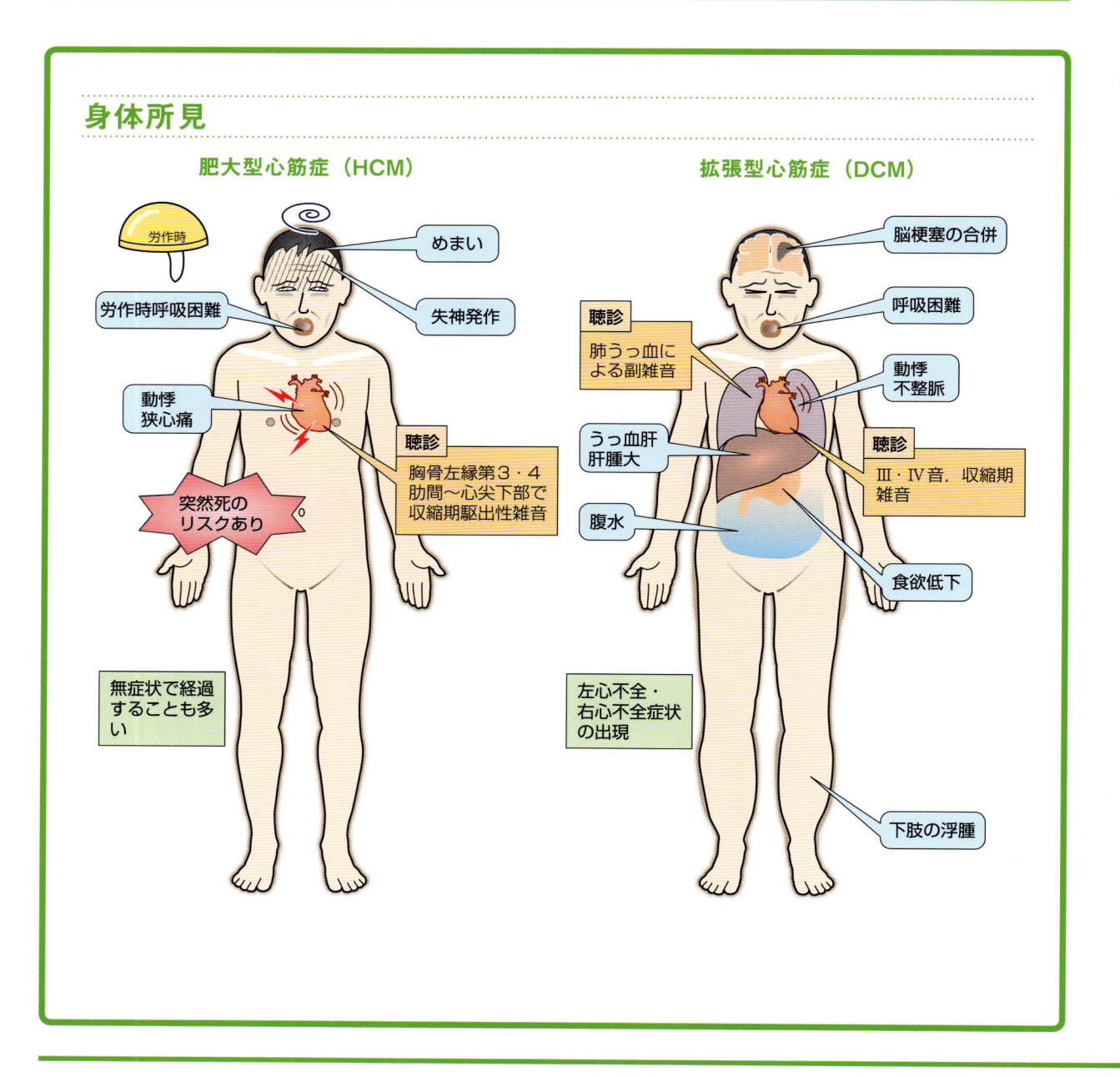

身体所見

肥大型心筋症（HCM）

- 労作時
- 労作時呼吸困難
- めまい
- 失神発作
- 動悸 狭心痛
- 聴診：胸骨左縁第3・4肋間〜心尖下部で収縮期駆出性雑音
- 突然死のリスクあり
- 無症状で経過することも多い

拡張型心筋症（DCM）

- 脳梗塞の合併
- 呼吸困難
- 聴診：肺うっ血による副雑音
- 動悸 不整脈
- うっ血肝 肝腫大
- 聴診：Ⅲ・Ⅳ音，収縮期雑音
- 腹水
- 食欲低下
- 左心不全・右心不全症状の出現
- 下肢の浮腫

肥大型心筋症と拡張型心筋症の病態

肥大型心筋症（HCM） 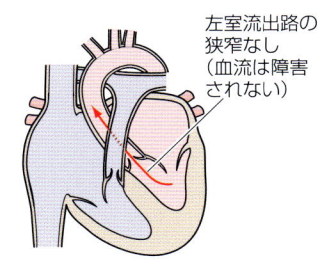
左室流出路の狭窄なし（血流は障害されない）
心筋が肥大していても，左室流出路（左心室から大動脈へ血液が流れる部位）に狭窄がなく血流に障害がないもの．

閉塞型肥大型心筋症（HOCM） 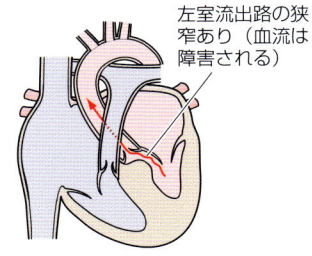
左室流出路の狭窄あり（血流は障害される）
心筋の肥大が左心室の出口付近である上部の心室中隔にあるため，左室流出路に狭窄を生じ，血流が障害される．左室流入路と流出路の収縮期圧較差を伴う．

拡張型心筋症（DCM） 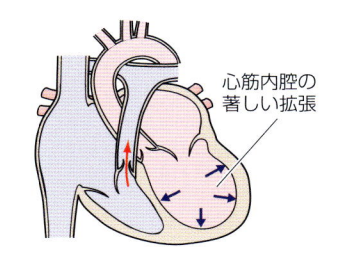
心筋内腔の著しい拡張
右心室の拡張と心筋収縮能の低下が特徴．

主な検査

- **胸部X線**：心拡大
- **心電図**：
  - 肥大型心筋症……左室肥大，ST-T変化，異常Q波，不整脈．
  - 拡張型心筋症……左室肥大，ST-T変化，異常Q波，不整脈，伝導障害（QRS幅延長）など．
- **心エコー**：
  - 肥大型心筋症……左室内腔の狭小化，非対称性心室中隔肥大（ASH），僧帽弁収縮期前方運動（SAM）が特徴的．
  - 拡張型心筋症……左室内腔の著明な拡大，左室全体の壁運動低下．
- **心臓カテーテル検査**：
  - 肥大型心筋症……左室流入路と流出路の収縮期圧較差が20mmHg以上あれば閉塞型肥大型心筋症と診断．
  - 拡張型心筋症……肺動脈楔入圧（PAWP），左室拡張末期圧（LVEDP）の上昇→左心不全によるもの．

主な治療

◎**肥大型心筋症**
- **薬物療法**：β遮断薬，カルシウム拮抗薬，抗不整脈薬．
- **カテーテル治療**：経皮的中隔心筋焼灼術（PTSMA）
- **外科治療**：心室中隔切除術

◎**拡張型心筋症**
特異的な治療はない．予後改善のため，心不全，不整脈に対する治療が中心．
- **薬物療法**：利尿薬，ACE阻害薬，ARB，β遮断薬，強心薬，抗凝固薬（心腔内血栓に対して）．
- **心臓再同期療法（CRT）**：薬物療法で改善しない重症心不全に行う．
- **外科治療**：補助人工心臓，左室形成術．根本治療は心臓移植のみ．

看護のポイント

- **心不全症状の観察と異常の早期発見**
  ① 動悸，呼吸困難，不整脈，浮腫，チアノーゼ，めまいなどの観察．
  ② 急性期は症状の緩和に努める．呼吸困難や動悸に対しては安楽な体位の工夫，負荷を避けるケア方法の選択などを行う．
  ③ 不安の軽減：拡張型心筋症は予後不良であり，閉塞型肥大型心筋症は突然死のリスクがある．患者，家族双方の精神的フォローが重要．
- **拡張型心筋症**
  臨床症状の改善とQOLの維持に重点をおいたケアを行う．
- **閉塞性肥大型心筋症**
  ① 突然死の予防が重要．
  ② 過度の運動や怒責を避けるなど日常生活の指導を行う．

4-9 三尖弁閉鎖不全症

- 右心室から肺動脈へ血液を駆出する際に三尖弁が十分に閉じず，右心室から右心房へ血液の逆流が生じる病態である．
- 右房圧が上昇し，上・下大静脈の血流うっ滞から右心不全症状を引き起こす．
- 原因は，三尖弁そのものの構造異常はほとんどなく，多くは他の弁膜症に関連して左心不全，肺高血圧を引き起こし，二次的に起こる．特に僧帽弁狭窄症，僧帽弁閉鎖不全症に関連して起こる例が多い．

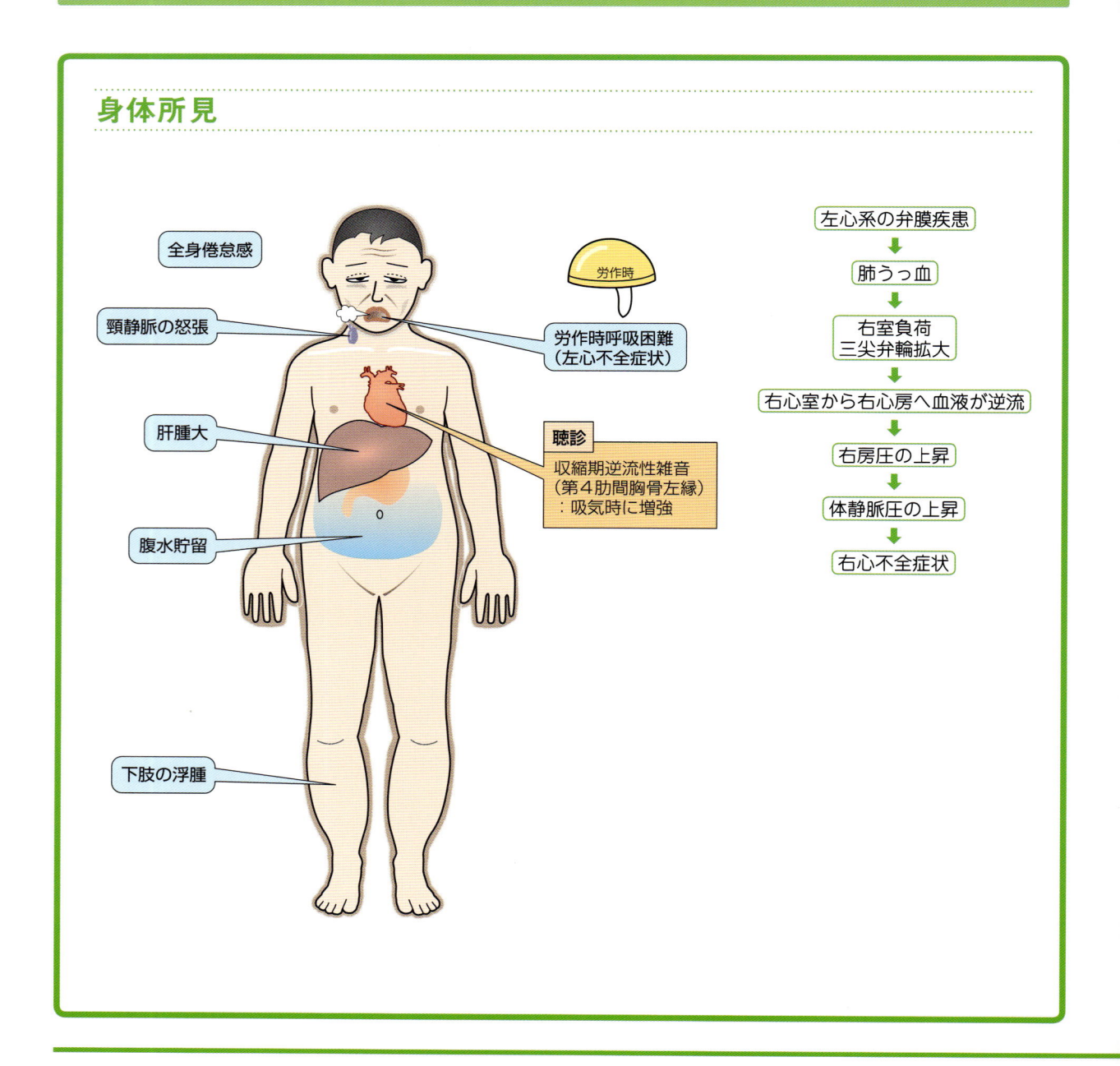

身体所見

- 全身倦怠感
- 頸静脈の怒張
- 肝腫大
- 腹水貯留
- 下肢の浮腫
- 労作時呼吸困難（左心不全症状）
- 聴診：収縮期逆流性雑音（第4肋間胸骨左縁）：吸気時に増強

左心系の弁膜疾患
↓
肺うっ血
↓
右室負荷　三尖弁輪拡大
↓
右心室から右心房へ血液が逆流
↓
右房圧の上昇
↓
体静脈圧の上昇
↓
右心不全症状

主な検査

- ●**心電図**
  ① 右房負荷の所見……V_1で尖鋭なP波．心房細動
  ② 右室負荷の所見……右脚ブロック，右室肥大所見（V_1～V_2で高いR波）
- ●**胸部X線**：右心房・右心室の拡大，胸水．
- ●**心エコー**：右心房，右心室の拡大，下大静脈の拡大．カラードプラー法にて収縮期に右心房内で三尖弁逆流をみとめる．
- ●**心臓カテーテル検査**：右心房，右心室，肺動脈圧の正確な測定．

主な治療

自覚症状がない軽度の場合は，特別な治療は必要ない．右心不全症状を引き起こす場合は，治療が必要となる．他の弁膜症に関連して起こることが多いため，原因疾患の治療が重要である．

- ●**薬物治療**
  ① 心不全がある場合……利尿薬，血管拡張薬，強心薬．
  ② 心房細動がある場合……血栓予防の抗凝固療法，抗不整脈薬．
- ●**外科治療（三尖弁輪縫縮術）**：弁輪拡大や高度の三尖弁逆流による右心不全が重篤な場合は，手術を検討する．原因疾患となる僧帽弁狭窄症や，僧帽弁閉鎖不全症との同時手術が行われることが多い．

看護のポイント

- ●**右心不全症状への対処**
  消化管のうっ血により，食欲不振，嘔気，嘔吐，腹部膨満感などの消化器症状を訴える場合がある．
- ●**減塩，水分制限，体重コントロールの指導**
- ●**感染性心内膜炎の予防**

Column　三尖弁膜症が単独で起こることは少ない

三尖弁とは右心房と右心室の間にある薄い弁．前尖，後尖，中隔尖とよばれる3枚の弁からなっている（まるで3枚のとがった花びらのよう）．三尖弁の異常はそれだけが単独で起こることはほとんどなく，他の弁膜症（大動脈弁，特に僧帽弁疾患が多い）の障害によって二次的に起こってくる．原因となる弁膜症が改善すれば自然と改善されることも多い．

心不全の合併が高度な場合は手術が選択される．他の弁膜症に関連して起こることが多いため，三尖弁のみの単独手術はほとんど行われない．他の弁膜症と同時に行われることが多い．

このように複数の弁が同時に障害されている場合を連合弁膜症といい，僧帽弁と大動脈弁の組み合わせが最も多く，さらに僧帽弁狭窄症と大動脈弁閉鎖不全症の組み合わせが最も多いといわれている．

4-10 僧帽弁狭窄症・閉鎖不全症

◎僧帽弁狭窄症（MS）：① 僧帽弁口の狭窄により僧帽弁が十分に開かず，拡張期に左心房から左心室へ血液の流入が障害される．このため，左心房に血流がうっ滞し，肺うっ血となる．② 左心室への血液流入が障害されるため，心拍出量も低下する．

◎僧帽弁閉鎖不全症（MR）：① 僧帽弁が完全に閉じないため，左心室に流入した血液が，収縮期に左心房に戻ってしまう状態．② 原因は僧帽弁逸脱（僧帽弁の逆流を止める支柱である乳頭筋，腱索が切れたり長くなったりして弁が左心室の外に出てしまう）や左心室拡大に伴い二次的に生じるものが多い．

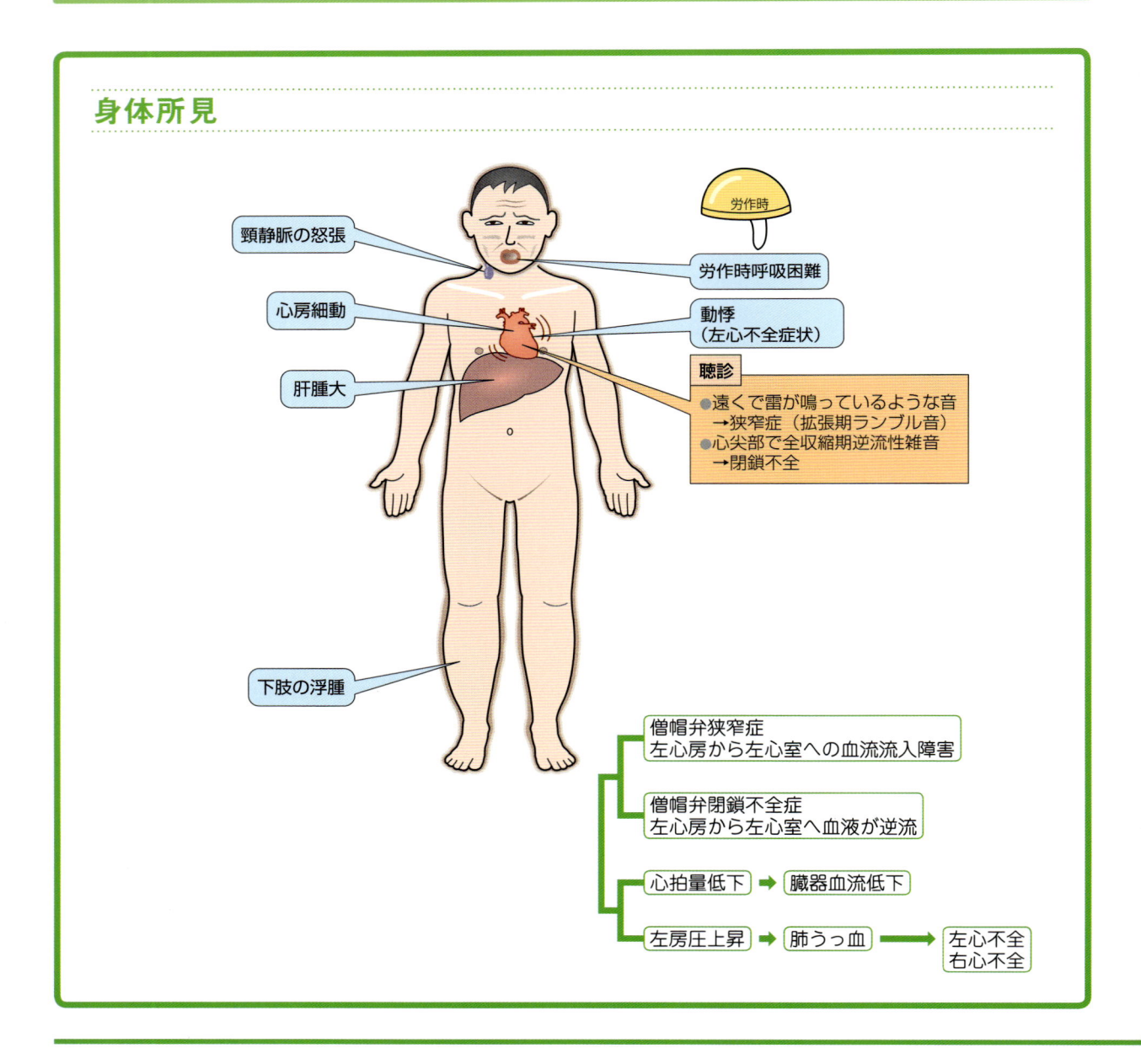

身体所見

- 頸静脈の怒張
- 心房細動
- 肝腫大
- 下肢の浮腫
- 労作時呼吸困難
- 動悸（左心不全症状）

聴診
- 遠くで雷が鳴っているような音
  → 狭窄症（拡張期ランブル音）
- 心尖部で全収縮期逆流性雑音
  → 閉鎖不全

- 僧帽弁狭窄症　左心房から左心室への血流流入障害
- 僧帽弁閉鎖不全症　左心房から左心室へ血液が逆流
- 心拍量低下 → 臓器血流低下
- 左房圧上昇 → 肺うっ血 → 左心不全／右心不全

僧帽弁狭窄症と僧帽弁閉鎖不全症の病態

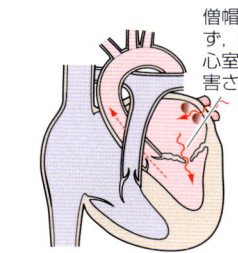

僧帽弁狭窄症
僧帽弁が十分開かず，左心房から左心室への血流が障害される

僧帽弁閉鎖不全症
僧帽弁が収縮期に完全に閉じず，血液が左心室から左心房に逆流する

主な検査

◎**僧帽弁狭窄症**
- **心電図**：左房負荷（Ⅰ，Ⅱ誘導で幅広い二峰性P波，V_1で深い陰性P波）時に心房細動．
- **心エコー**：重症度評価や治療法の選択に必須である．僧帽弁口面積，僧帽弁尖の肥厚，弁下組織との癒着を確認する．

僧帽弁口面積	4～6cm²	2cm²以上	1.5cm²以下	1.0cm²以下
身体症状	症状なし	無症状	軽い運動でも息切れ	活動制限

- **胸部X線**：左房拡大所見（右第2弓の二重像，左第3弓の突出）．

◎**僧帽弁閉鎖不全症**
- **心電図**：左房負荷や左室負荷（左室肥大）．
- **心エコー**：左心室から左心房への血液逆流，原因によっては弁尖が左心房側へ落ち込む逸脱像，僧帽弁尖や交連部の肥厚などをみとめる．
- **胸部X線**：左房拡大所見，左第4弓の突出（左室拡大所見），肺うっ血像．
- **左室造影検査**：逆流の程度をSellers分類で評価する．

主な治療

◎**僧帽弁狭窄症**
- **軽度～中等度**：食事療法
- **中等度以上**：食事療法，薬物療法（利尿薬・強心薬），心房細動を伴う場合は，抗凝固療法が行われる．
- **外科手術**：心エコーで弁口面積1.5cm²以下．
  ① 経皮的僧帽弁交連切開術（PTMC）：NYHA Ⅱ以上
  ② 僧帽弁置換術（MVR）：NYHA Ⅲ以上

◎**僧帽弁閉鎖不全症**
- **心不全を合併する場合**：薬物療法（ACE阻害薬，利尿薬，強心薬）
- **中等度以上の僧帽弁逆流，NYHA分類Ⅲ度以上の場合**：僧帽弁形成術（MVP），僧帽弁置換術（MVR），弁輪縫縮術

看護のポイント

症状がある場合は，心不全と血栓塞栓症の予防が重要である．

- **心不全の治療**
  ① 安静
  ② 薬物療法
  ③ 食事療法
- **心房細動の有無の確認**
- **減塩，水分制限の指導**
- **体重コントロールの指導**
  ① 時間を決めて測定すること．
  ② 過剰な増加は心不全症状の出現に注意する．

4-11 大動脈弁狭窄症・閉鎖不全症

◎ 大動脈弁狭窄症（AS）
- 大動脈弁の狭窄により左心室と大動脈間に圧較差が生じる病態．左心室から大動脈への血流が障害されることで左室圧が上昇し，これにより左室肥大を生じる．
- 原因は，近年加齢による石灰化が多く，その他，先天性の形態異常（二尖弁），リウマチ熱である．
- 左心室の代償機序により，多くは長期間無症状で経過．症状出現時は重症化していることが多く突然死の危険もある．

◎ 大動脈弁閉鎖不全症（AR）
- 拡張期に大動脈弁が十分に閉じず，左心室に血液が逆流する病態．血液の逆流で左心室の容量負荷が増大し，左室肥大を生じる．これにより左室収縮力は徐々に低下する．
- 原因は，弁の器質的変化（リウマチ性，先天性二尖弁），弁輪の異常（大動脈弁拡張症，大動脈解離）である．
- 無症状のことも多く，症状出現時は重症化していることが多い．

身体所見

大動脈弁狭窄症（AS）

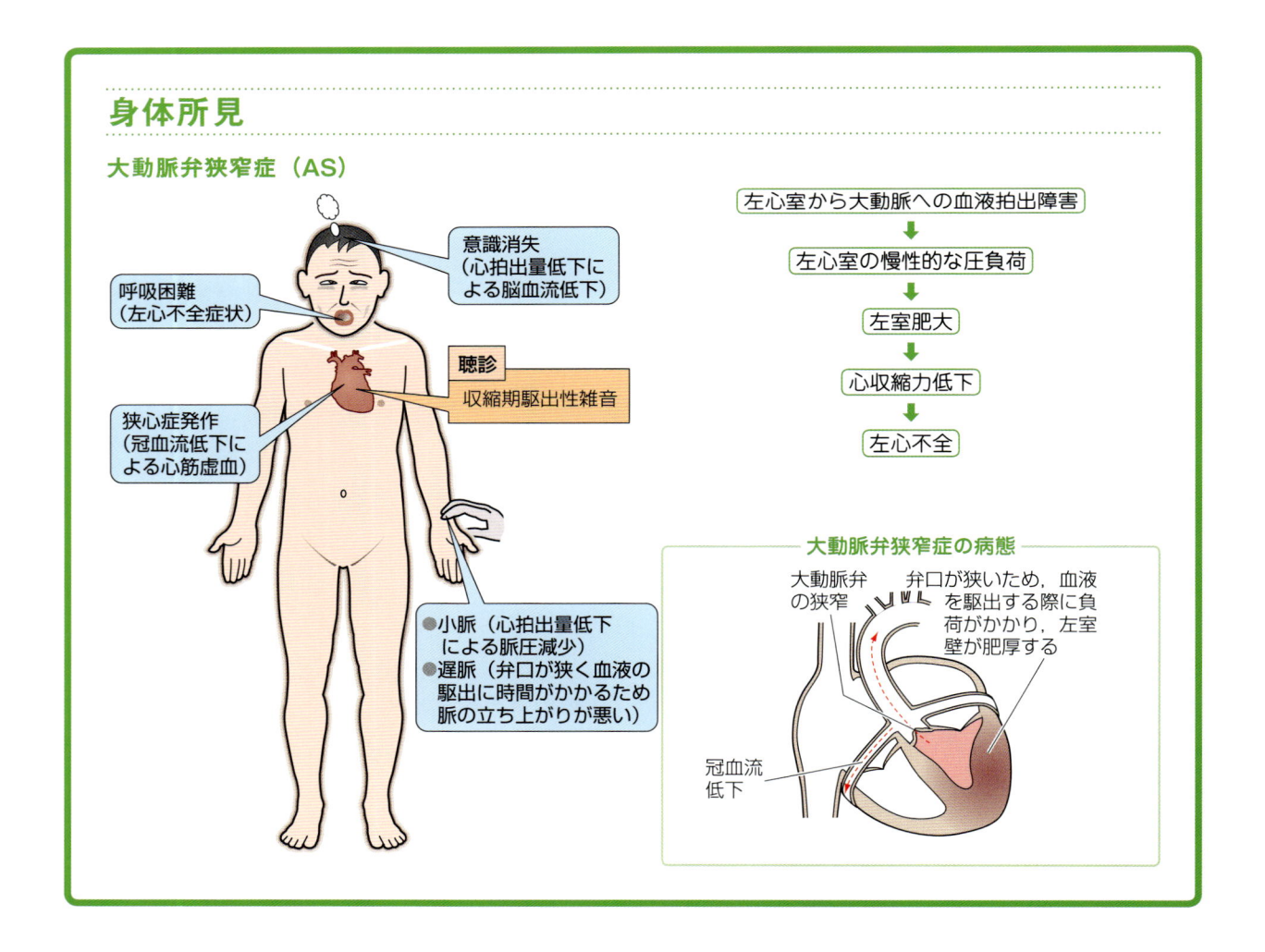

- 意識消失（心拍出量低下による脳血流低下）
- 呼吸困難（左心不全症状）
- 狭心症発作（冠血流低下による心筋虚血）
- 聴診：収縮期駆出性雑音
- 小脈（心拍出量低下による脈圧減少）
- 遅脈（弁口が狭く血液の駆出に時間がかかるため脈の立ち上がりが悪い）

左心室から大動脈への血液拍出障害
↓
左心室の慢性的な圧負荷
↓
左室肥大
↓
心収縮力低下
↓
左心不全

大動脈弁狭窄症の病態

大動脈弁の狭窄／弁口が狭いため，血液を駆出する際に負荷がかかり，左室壁が肥厚する／冠血流低下

4章　代表疾患のフィジカルアセスメント──大動脈弁狭窄症・閉鎖不全症

大動脈弁閉鎖不全症（AR）

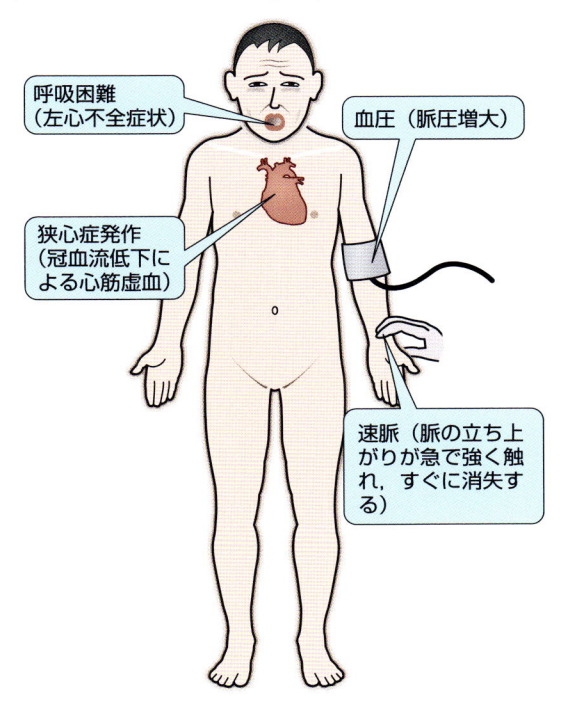

- 呼吸困難（左心不全症状）
- 血圧（脈圧増大）
- 狭心症発作（冠血流低下による心筋虚血）
- 速脈（脈の立ち上がりが急で強く触れ，すぐに消失する）

拡張期に大動脈から左心室に血液逆流
↓
左心室の慢性的な容量負荷
↓
左室拡大
↓
心収縮力低下
↓
左心不全

大動脈弁閉鎖不全症の病態

拡張期に大動脈弁が完全に閉鎖しないため，一度大動脈へ駆出した血液が左心室へ逆流する

冠血流低下（拡張期）

左心室の容量が増し，負荷がかかる

主な検査

◎**大動脈弁狭窄症**
- **心エコー**：大動脈弁の肥厚・石灰化，弁尖の開放制限，左心室-大動脈圧較差．
- **心電図**：左室肥大と$V_4〜V_6$でR波増高，ストレインパターン（ST低下，陰性T波）．
- **胸部X線**：右第1弓の拡大→上行大動脈の拡大（狭窄後拡張），左第4弓の突出→左室拡大を示す．重症では肺うっ血像．
- **心カテーテル検査（大動脈造影）**：左心室-大動脈圧較差による重症度判定（20mmHg以上で診断確定，50mmHg以上は重症）．
- **大動脈造影**：狭窄部からのジェット状血流の確認．

◎**大動脈弁閉鎖不全症**
- **心エコー**：カラードプラー法で拡張期の逆流．
- **心電図**：左室肥大，$V_5〜V_6$でST低下，T波の陰性化．
- **胸部X線**：大動脈弁狭窄症と同様．
- **心カテーテル検査（大動脈造影）**：造影剤の左心室への逆流の程度を確認する．Sellers分類で重症度判定．

主な治療

根本治療は手術である．

●**内科治療**
① 心不全，不整脈に対する薬物療法が基本．
② 感染性心内膜炎の予防．

●**外科治療**：大動脈弁置換術．
症状がある場合や，症状がなくても左室拡張機能が低下している場合は手術を考慮する．年齢やライフスタイルもふまえて総合的に判断する．

看護のポイント

- 大動脈弁狭窄症，大動脈弁閉鎖不全症ともに代償期が長いため長期間症状が出にくい．しかし，症状が出始めると急速に悪化するため，心不全症状や不整脈の出現に注意しながら経過観察する．
- 大動脈弁狭窄症の重症例では，心負荷により意識消失や突然死を起こすリスクがある．過度の運動や労作，怒責は避けるよう指導する．

4-12 急性左心不全

- 何らかの原因で，左心系が機能不全に陥る病態である．
- 心収縮力の低下により，心拍出量が低下する．これにより左房圧が上昇し，肺うっ血をきたす．また，全身の諸臓器への血流も低下する（収縮機能障害による左心不全）．
- 心肥大あるいは血管不全により左室拡張終期圧の上昇を生じ，それによる肺水腫が生じる（拡張能障害による左心不全）
- 新規発症と慢性心不全の急性増悪がある．急性心不全のほとんどは左心不全である．

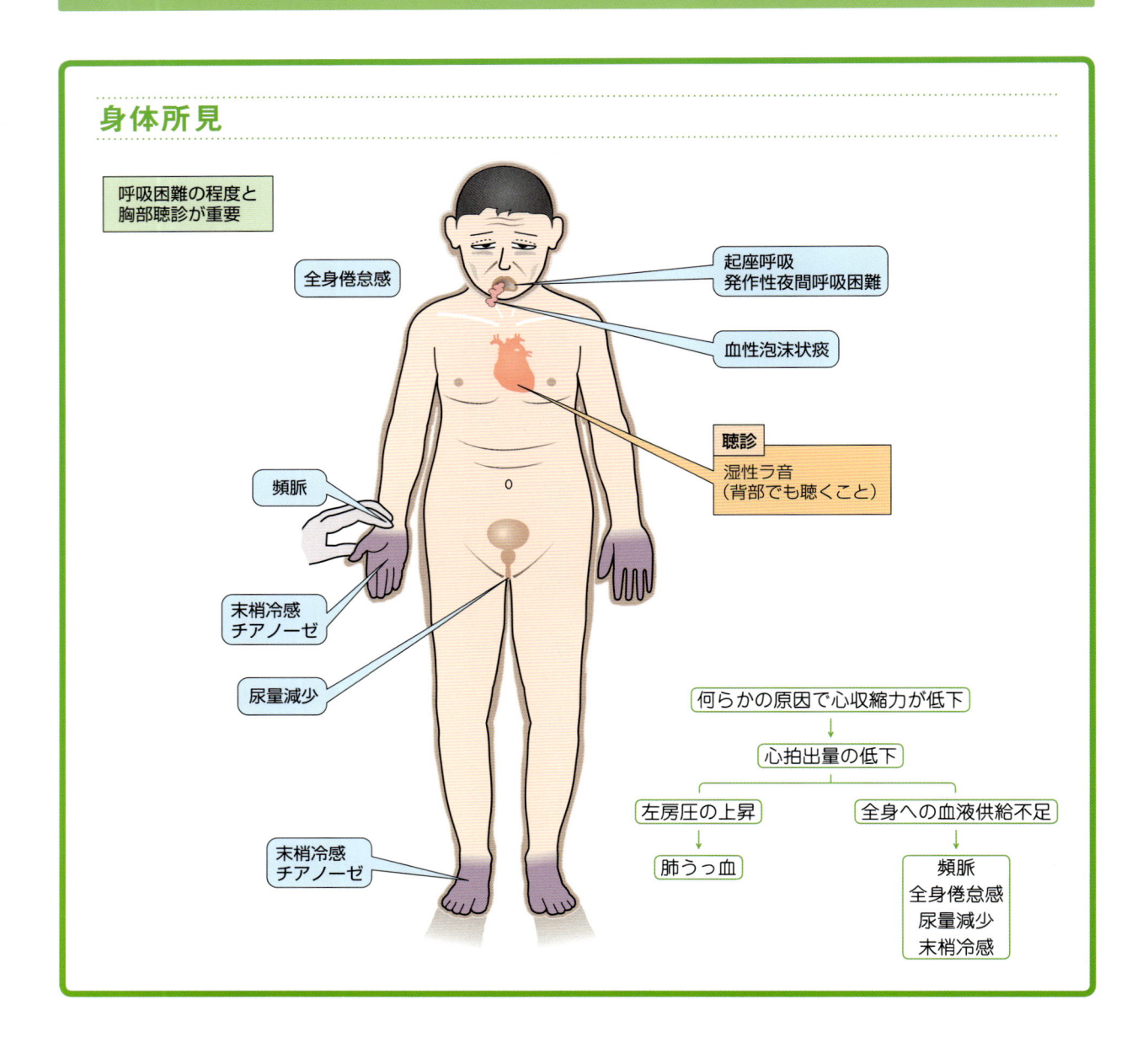

身体所見

呼吸困難の程度と胸部聴診が重要

- 全身倦怠感
- 起座呼吸 発作性夜間呼吸困難
- 血性泡沫状痰
- 聴診：湿性ラ音（背部でも聴くこと）
- 頻脈
- 末梢冷感 チアノーゼ
- 尿量減少
- 末梢冷感 チアノーゼ

何らかの原因で心収縮力が低下
↓
心拍出量の低下
├ 左房圧の上昇 → 肺うっ血
└ 全身への血液供給不足 → 頻脈／全身倦怠感／尿量減少／末梢冷感

主な検査

- **心不全の重症度評価**：キリップ分類（元は急性心筋梗塞における重症度分類として提唱されたが，急性心不全に用いられることもある），Stevenson分類で重症度を評価し，治療方針を選択する．
- **胸部X線**：心陰影の拡大，butterfly shadow，Kerly B line．
- **血液検査**：BNP（B型ナトリウム利尿ペプチド）の上昇が特徴的（主に心室から分泌されるホルモンであり，肺うっ血の重症度判定に有用．数値が高いほど重症である）．
- **心エコー**：左室駆出率（LVEF）や壁運動，弁逆流，狭窄の状態を評価し，心機能低下の原因を推測する．
- **心臓カテーテル検査**：虚血，壁運動，僧帽弁閉鎖不全などを評価する．

キリップ分類

I	心不全なし	副雑音なし
II	軽度～中等度の心不全	全肺野の50％以下で副雑音聴取
III	重症心不全	全肺野の50％以上で副雑音聴取
IV	心原性ショック	全肺野で副雑音聴取

胸部X線

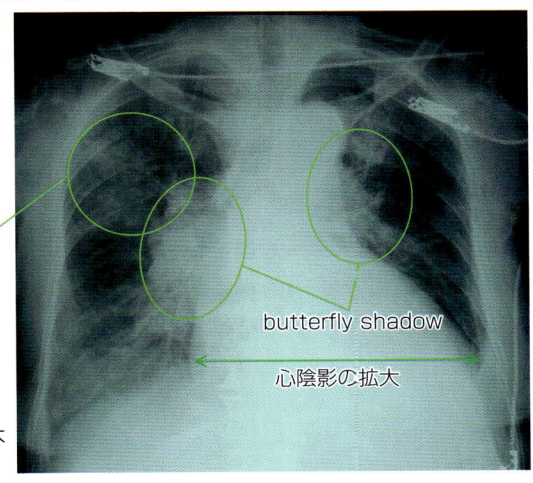

上肺野血管陰影増強
butterfly shadow
心陰影の拡大

急性心筋梗塞による急性心不全例（肺うっ血）．

主な治療

原因診断と治療を並行して迅速に行う．

- **薬物療法**：基本は前負荷・後負荷の軽減，心収縮力の保持である．
  ① 血管拡張薬（前・後負荷の軽減）
  ② 利尿薬（前負荷の軽減）
  ③ 強心薬：カテコールアミン（心収縮力の増強）
  ④ ACE阻害薬，ARB
  ⑤ その他，β遮断薬など
- **酸素療法**：SpO$_2$95％以上が目標（酸素マスクで酸素化が保てない場合はNPPV〈非侵襲的陽圧換気〉，気管挿管を実施）．

> **ここがポイント** 超急性期で重要なのは酸素化である！

- **補助循環（IABP）**：薬物療法に対する反応が不十分な場合に導入を検討する．

看護のポイント

初期対応は心不全の原因診断と治療を並行して行い，呼吸状態と循環動態をいち早く安定させることである．看護師は，治療や検査が速やかに行われるよう迅速に対応する．

- **急性期**：急性期は状態が刻々と変化するため，モニタリングや患者の状態を常に観察し，異常の早期発見に努める．
- **酸素療法**：呼吸困難の程度を確認し，酸素化が保てなければNPPV，気管挿管をいつでも行えるよう準備しておく．
- **安楽な体位**：重症度によっては仰臥位が困難になる．検査や処置時なども上体を起こし，患者が安楽になるよう姿勢を調整する．
- **不安の軽減**：患者は生命の危機に関する不安を抱く．処置や治療に関して十分な声かけを行い，不安の軽減に努める．

4-13 右心不全

- 何らかの原因で右心系の機能不全が起こり，静脈系に血液がうっ滞し，全身の諸臓器にうっ血，浮腫をきたす病態である．
- 右心不全のほとんどは左心不全に続発して起こる．右心不全のみが単独で起こるのは，右室梗塞，肺高血圧を引き起こす疾患（慢性肺疾患，肺梗塞）と不整脈源性右室心筋症などである．
- 右心不全と左心不全を合併した場合を両心不全といい，重症な病態である．

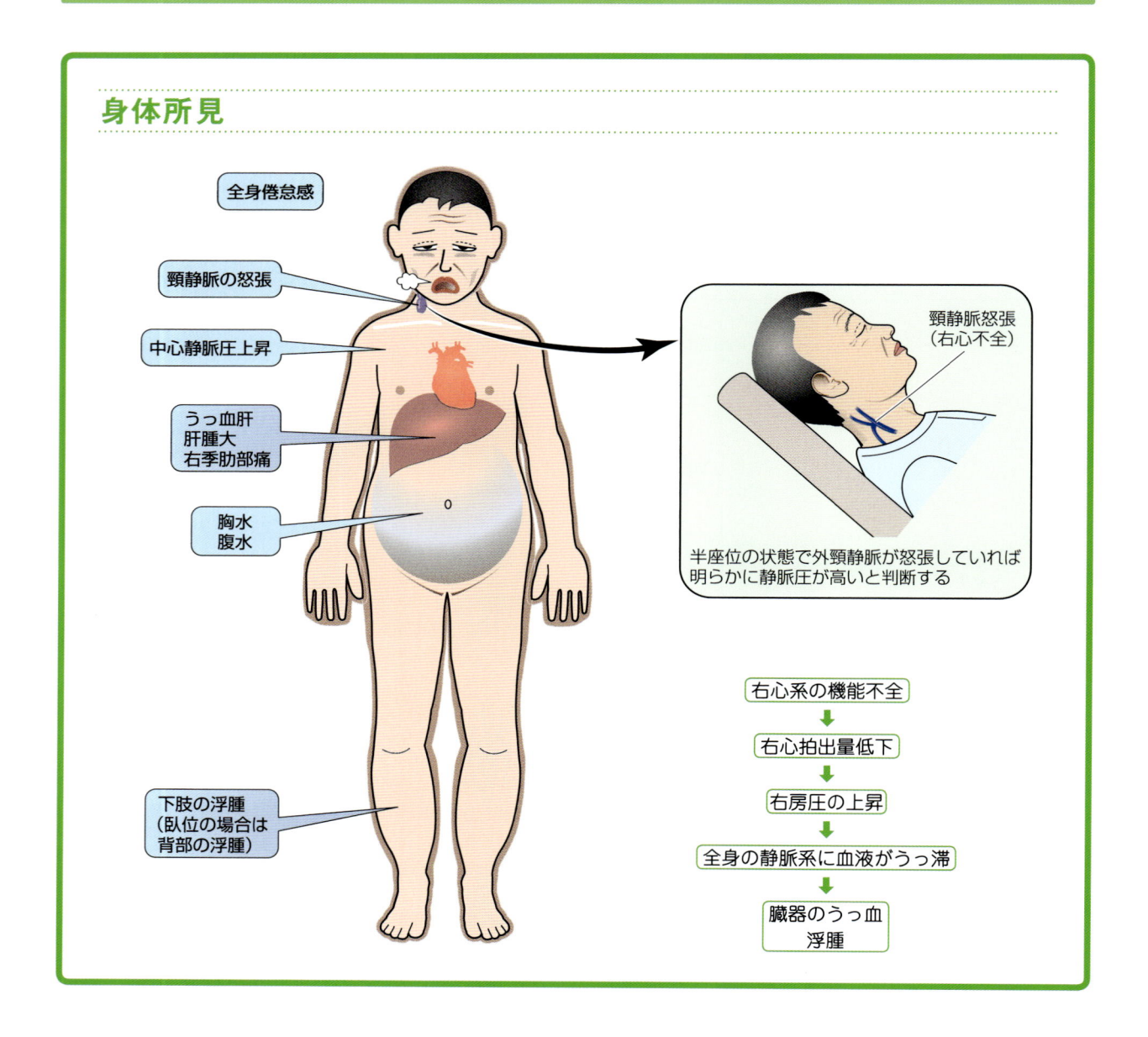

身体所見

- 全身倦怠感
- 頸静脈の怒張
- 中心静脈圧上昇
- うっ血肝／肝腫大／右季肋部痛
- 胸水／腹水
- 下肢の浮腫（臥位の場合は背部の浮腫）

頸静脈怒張（右心不全）

半座位の状態で外頸静脈が怒張していれば明らかに静脈圧が高いと判断する

右心系の機能不全
↓
右心拍出量低下
↓
右房圧の上昇
↓
全身の静脈系に血液がうっ滞
↓
臓器のうっ血／浮腫

主な検査

- **胸部X線**：右第1，2弓の拡大（上大静脈・右心房・右心室の拡大），肺動脈拡大，慢性肺疾患あるいは肺梗塞に関連する所見．
- **中心静脈圧測定**：中心静脈圧の上昇．
- **心エコー**：右心室の拡大・収縮能低下，下大静脈径の拡張および呼吸性変動低下（水分ボリュームが過多の場合は呼吸性変動が乏しくなる），三尖弁閉鎖不全，推定肺動脈圧の上昇．
- **血液検査**：生化学検査（特に，総ビリルビン値，尿素窒素，クレアチニン，尿酸値，貧血の程度）
- **スワン-ガンツカテーテル検査**：心拍出量や右心系の圧データの測定（右室・右房圧の上昇がみられる）．

> **ここがポイント**　スワン-ガンツカテーテル検査は，ルーチンで行うことは推奨されないが，診断に迷う場合や治療効果の判定がはっきりしない場合は行うべきである．

主な治療

- **薬物療法**
  大切なことは，容量負荷が十分であることを確認し，前負荷の低下による低血圧がないことを確認することである．
  ① 利尿薬：ループ利尿薬，サイアザイド利尿薬など（利尿により，前負荷を軽減させ，うっ血による呼吸困難，浮腫を軽減させる）．
  ② 強心薬：カテコールアミン，ジギタリス製剤（心収縮力の保持）．
  ③ 血管拡張薬：α遮断薬，硝酸薬．

  > **ここがポイント**　左心不全（肺うっ血）を伴う場合は，血管拡張による後負荷の軽減を図ることがあるが，右心不全のみである場合，前負荷の軽減は低心拍出を招き，致命的になるので注意が必要である．

  ④ その他：左心不全を伴う場合については左心不全の治療に基づいて治療する．
- **酸素療法**
- **食事療法**：水分・塩分制限

看護のポイント

- **安静**：心筋の酸素消費を少なくするため，ケアを連続して行うなどの二重負荷を避ける．安定期にはADLを低下させないための適度な運動も必要である（どの程度までの運動が許されるのか医師に確認する）．
- **安楽な体位**：労作時呼吸困難や腹部症状，全身の浮腫などにより，患者の苦痛は大きい．安楽な体位を工夫し，安静度とQOLに合わせた日常生活援助を行う．
- **食事の工夫**：消化器系のうっ血，浮腫により食欲不振，嘔気などを訴える場合がある．患者が摂取しやすいものを取り入れるなどの工夫を行う．
- **体重管理**：体重変化が重要であるため，看護における重要な確認事項のひとつに入れる．決まった時間に体重測定する．一定以上の体重増加は医師に報告するなど，体重管理の必要性を患者にも教育する．

4-14 大動脈炎症候群（高安病）

- 大動脈炎症候群は，高安病，高安動脈炎，脈なし病ともよばれる．
- 女性に多く，比較的若く発症する原因不明の非特異的炎症性疾患である．
- 大動脈とその分岐動脈の炎症が血管壁の肥厚，線維化，狭窄，血栓形成などを引き起こす全身性の血管症であり，生命維持に大きく関与する臓器（腎臓，心臓，大動脈など）に虚血を引き起こす疾患である．急性炎症の場合は，動脈の中膜を破壊して瘤形成する．

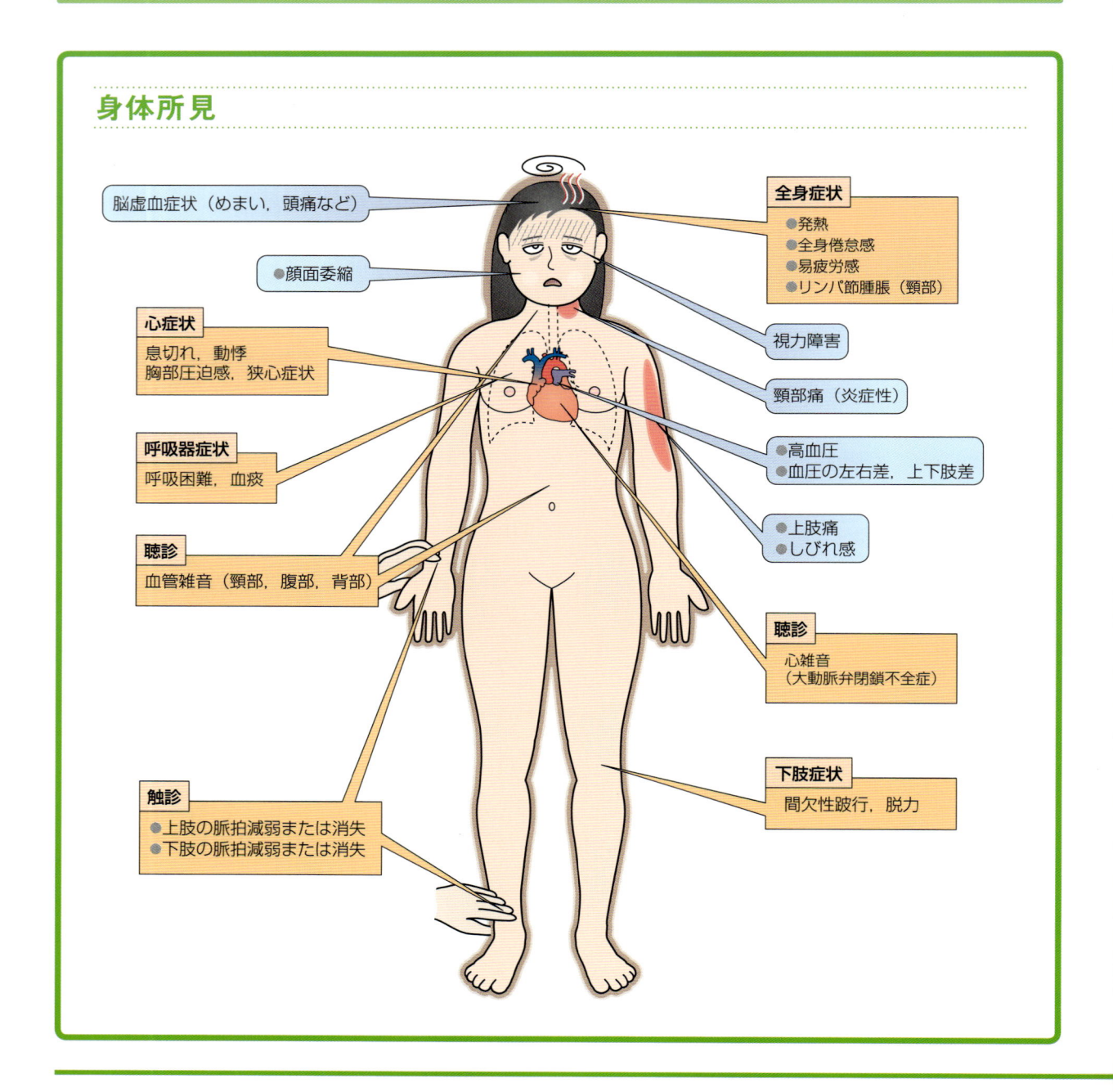

身体所見

脳虚血症状（めまい，頭痛など）

顔面委縮

心症状
息切れ，動悸
胸部圧迫感，狭心症状

呼吸器症状
呼吸困難，血痰

聴診
血管雑音（頸部，腹部，背部）

触診
- 上肢の脈拍減弱または消失
- 下肢の脈拍減弱または消失

全身症状
- 発熱
- 全身倦怠感
- 易疲労感
- リンパ節腫脹（頸部）

視力障害

頸部痛（炎症性）

- 高血圧
- 血圧の左右差，上下肢差

- 上肢痛
- しびれ感

聴診
心雑音
（大動脈弁閉鎖不全症）

下肢症状
間欠性跛行，脱力

検査

- **胸部X線**：大動脈石灰化，胸部大動脈壁肥厚
- **CT・MRI**：胸部大動脈壁肥厚，動脈閉塞，狭窄病変，拡張病変
- **DSA*・冠動脈造影**：動脈閉塞，狭窄，拡張病変
- **超音波検査**：血管病変
- **血液検査**：炎症，反応（血沈亢進，CRP，WBC，γ-グロブリン）

*DSA：digital subtraction angiography

治療

- **薬物療法**
  ① ステロイド療法：炎症の抑制を目的とする．血沈，CRPを指標とした炎症反応の強さと臨床症状に対応させて漸減する．症状や検査所見の安定が続けば速やかに減量する．症状の増悪を示す場合は，最小量を用いながら経過観察し，減量していく．免疫抑制剤の併用を検討する場合もある．
  ② 降圧療法：高血圧のコントロール
  ③ 易血栓性の場合は，抗血小板薬，抗凝固薬が併用される．
- **食事療法**
- **外科治療**：特定の血管病変に起因することが明らかな症状で，内科治療が困難と考えられる症例に適応（人工血管置換術，冠動脈バイパス術，大動脈弁置換術，血管内治療など）．

MEMO

病変部位により生じる多彩な臨床症状

臨床症状のうち，最も高頻度にみとめられるのは，上肢乏血症状である．特に，左鎖骨下動脈は大動脈弓から直接分枝しているため，右鎖骨下動脈と比較して血管病変をみとめる頻度が高い．そのため，左上肢の脈の消失，血圧低下をみとめることが多い．

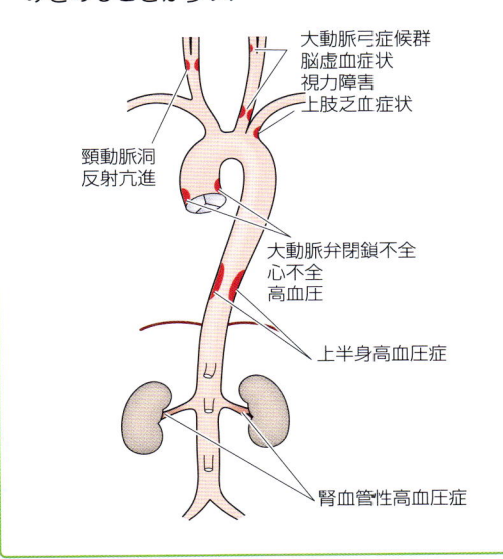

- 大動脈弓症候群
- 脳虚血症状
- 視力障害
- 上肢乏血症状
- 頸動脈洞反射亢進
- 大動脈弁閉鎖不全
- 心不全
- 高血圧
- 上半身高血圧症
- 腎血管性高血圧症

看護のポイント

- **生活指導**
  ①疾患の特異性，自覚症状の出現や変化があった時の対処方法について十分説明する．
  ②内服薬の確実な服用とステロイド療法の副作用について説明する．
  ③日常生活の上で血圧の管理や心不全徴候について説明する．
- **精神的ケア**
  若い女性が多く，さらに原因不明であるため，将来への不安が増強している．
  ① 精神的サポートに努める．
  ② 患者や家族に対して今後の見通しを説明する．
  ③ 医療者と患者・家族の信頼関係の確立に努める．

4-15 真性大動脈瘤

- 大動脈瘤のほとんどは無症状であり，胸部瘤はX線検査で，腹部瘤は触診で偶然に発見されることが多い．大動脈瘤が発見されることなく放置された場合は，その大多数が瘤破裂により死亡する．
- 大動脈瘤の分類のうち真性大動脈瘤は，大動脈壁の全周性または一部が生理的限界を越えて拡張したものをいう．
- 一般にいう大動脈瘤と同義．仮性大動脈瘤と明確に区別するときに用いられる．

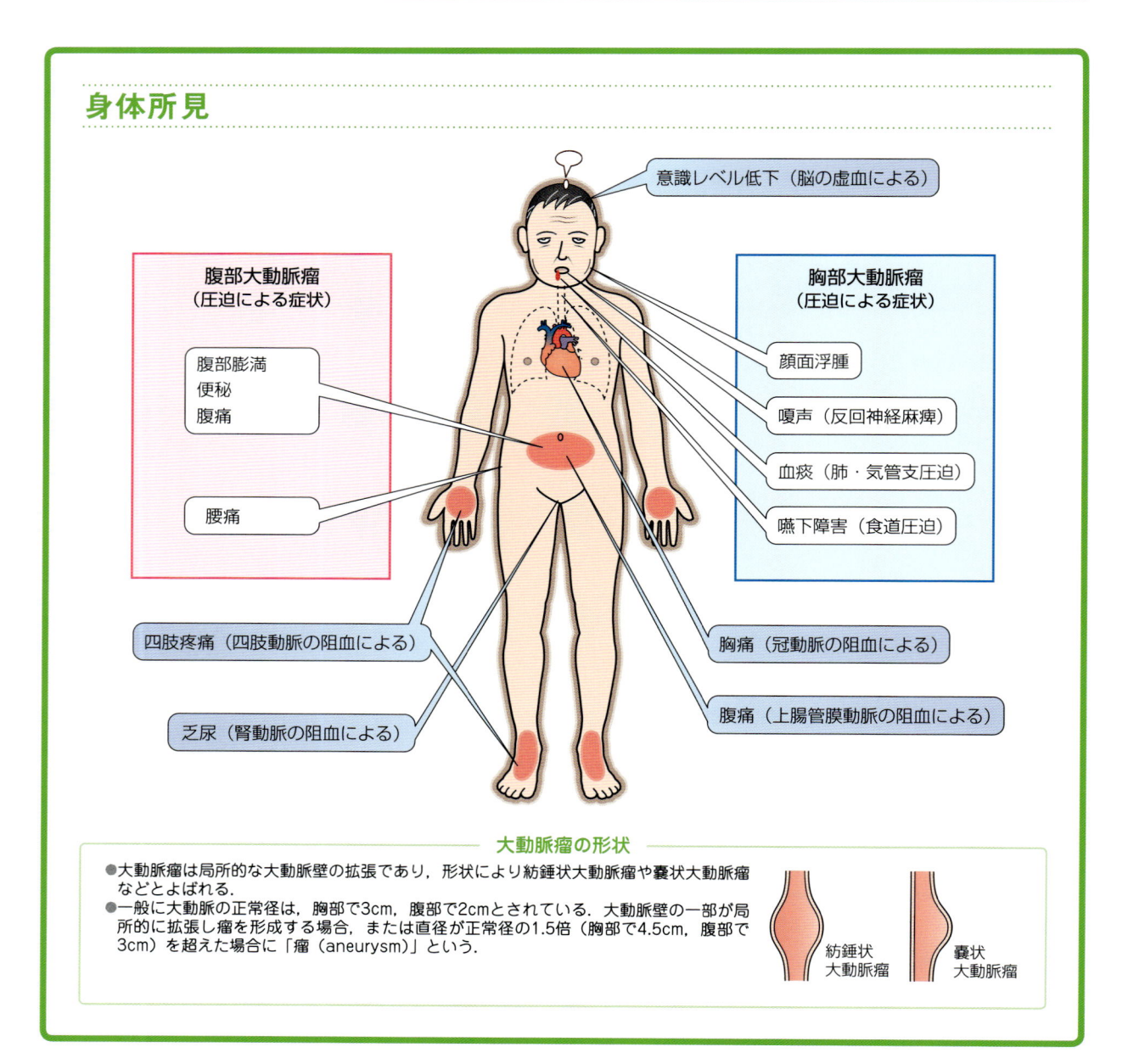

身体所見

意識レベル低下（脳の虚血による）

腹部大動脈瘤（圧迫による症状）
- 腹部膨満
- 便秘
- 腹痛
- 腰痛

胸部大動脈瘤（圧迫による症状）
- 顔面浮腫
- 嗄声（反回神経麻痺）
- 血痰（肺・気管支圧迫）
- 嚥下障害（食道圧迫）

- 四肢疼痛（四肢動脈の阻血による）
- 乏尿（腎動脈の阻血による）
- 胸痛（冠動脈の阻血による）
- 腹痛（上腸管膜動脈の阻血による）

大動脈瘤の形状

- 大動脈瘤は局所的な大動脈壁の拡張であり，形状により紡錘状大動脈瘤や嚢状大動脈瘤などとよばれる．
- 一般に大動脈の正常径は，胸部で3cm，腹部で2cmとされている．大動脈壁の一部が局所的に拡張し瘤を形成する場合，または直径が正常径の1.5倍（胸部で4.5cm，腹部で3cm）を超えた場合に「瘤（aneurysm）」という．

紡錘状大動脈瘤　嚢状大動脈瘤

検査

- **胸・腹部X線**：突出した大動脈の陰影の有無．
- **CT・MRI**：瘤の確認，大きさと進展範囲，瘤壁の状況，壁在血栓の量やその状態，瘤と周辺臓器との関係や瘤と主要大動脈分枝との位置関係など．
- **超音波検査**：瘤の大きさや形状，血栓の有無，性状，大動脈瘤周囲の状況．
- **血液検査**：炎症反応や凝固系の異常．

治療

- **内科治療**
  ① 降圧療法や高脂血症治療での経過観察．
  ② 禁煙や運動制限などの生活指導．
- **外科治療**：一般的に胸部大動脈瘤で径6cm，腹部大動脈瘤で径5cmが手術適応．

看護のポイント

- **疼痛が出現・増強した場合**
① 瘤の破裂・拡大による圧迫症状かどうかを判断して対応する．
② 疼痛の有無を確認し，その部位や程度を評価する．
③ 胸部大動脈瘤：嗄声（反回神経麻痺），血痰（肺・気管支圧迫），嚥下障害（食道圧迫）の有無．
④ 腹部大動脈瘤：腹部膨満，便秘，腹痛，腰痛の有無．

- **動脈瘤以外の部位の症状が出現した場合**
① 分岐血管の阻血症状によるものかを判断する．
② 意識障害（脳・頸動脈），胸痛（冠動脈），乏尿（腎動脈），腹痛（上腸間膜動脈），四肢疼痛（四肢動脈）の有無を確認する．
③ 血圧の上肢・下肢の差を確認する．
④ 皮膚温の変化や左右差を確認する．

- **安静の保持が困難な場合**
① 病識や治療の必要性を理解できるかどうか確認する．
② 疼痛コントロールを評価する．
③ 精神的ケアやサポートを強化する．

MEMO
大動脈瘤の分類

大動脈壁の構造によって，①真性，②仮性，③解離性に分類される．

- **真性**：大動脈壁の三層構造（内膜・中膜・外膜）からなり，全周性または一部が異常拡張した状態．ただし，瘤壁の一部で三層構造のすべてがみられない部分があってもよい．
- **仮性**：大動脈周囲の線維組織内に血液が流入し，大動脈周囲の組織で被覆されている状態である．
- **解離性大動脈瘤**：大動脈解離の状態で径が拡張して突出や全周の拡張をきたしたものをいう．

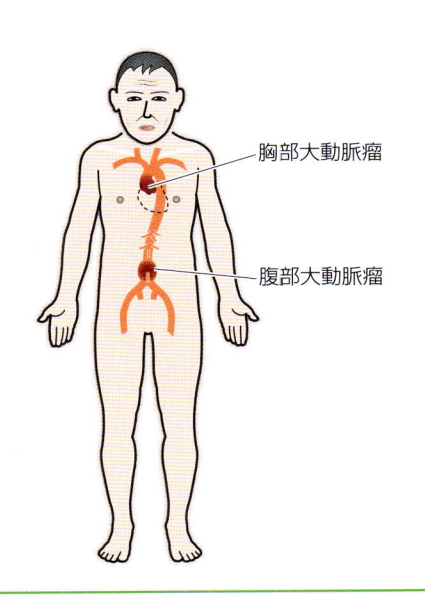

胸部大動脈瘤
腹部大動脈瘤

4-16　急性大動脈解離

- 一般的に高血圧の既往や先天性の結合組織疾患（Marfan症候群）などによって，大動脈壁が脆弱なときに，血圧上昇などをきっかけとして発症する．
- 大動脈解離症状は，強い胸痛や背部痛，呼吸困難である．
- 病期分類は，発症48時間以内を超急性期，発症2週間以内を急性期，以後2カ月までを亜急性期，2カ月以降を慢性期としている．

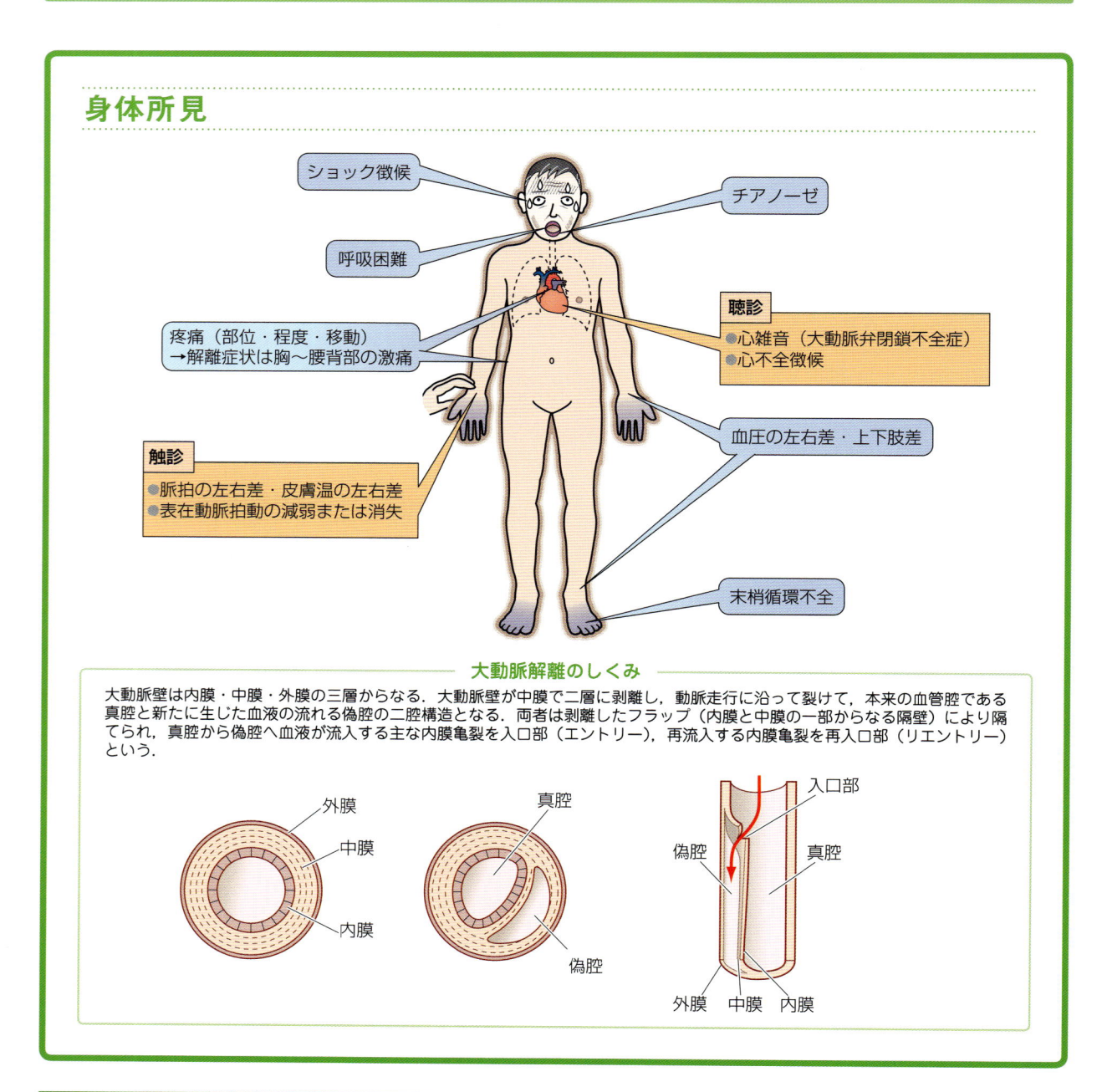

身体所見

- ショック徴候
- チアノーゼ
- 呼吸困難
- 疼痛（部位・程度・移動）
  → 解離症状は胸～腰背部の激痛
- 聴診
  - 心雑音（大動脈弁閉鎖不全症）
  - 心不全徴候
- 触診
  - 脈拍の左右差・皮膚温の左右差
  - 表在動脈拍動の減弱または消失
- 血圧の左右差・上下肢差
- 末梢循環不全

大動脈解離のしくみ

大動脈壁は内膜・中膜・外膜の三層からなる．大動脈壁が中膜で二層に剥離し，動脈走行に沿って裂けて，本来の血管腔である真腔と新たに生じた血液の流れる偽腔の二腔構造となる．両者は剥離したフラップ（内膜と中膜の一部からなる隔壁）により隔てられ，真腔から偽腔へ血液が流入する主な内膜亀裂を入口部（エントリー），再流入する内膜亀裂を再入口部（リエントリー）という．

- 外膜
- 中膜
- 内膜
- 真腔
- 偽腔
- 入口部
- 偽腔
- 真腔
- 外膜　中膜　内膜

検査
- **CT・MRI**：解離の有無と部位．
- **胸部X線**：縦隔陰影の拡大，左胸腔内液貯留．
- **心電図**：急性心筋梗塞との鑑別．
- **経胸壁心エコー**：剥離したフラップの確認，心嚢液貯留，大動脈弁閉鎖不全．
- **血液検査**：炎症反応，貧血．

治療
- **内科治療**：Stanford B型，偽腔が血栓閉塞しているStanford A型，血圧・脈拍のコントロール，鎮痛・鎮静薬投与による安静の保持．
- **外科治療**：Stanford A型，Stanford B型においても臓器虚血や四肢虚血を合併する場合や解離が急速に進展し破裂や切迫破裂をみとめる場合．

看護のポイント

● 疼痛の増強や疼痛部位が移動した場合
① 解離の進展，分岐動脈灌流不全などの可能性がある．
② 経時的に疼痛を確認する（A型は前胸部痛，B型は背部痛が強く，解離の進展に伴って背部下方に移動する）．
③ 血圧や心拍数を確認する．
④ 主要分岐動脈の閉塞による臓器虚血障害（脳・心筋・腸管・腎・上下肢虚血）の有無を確認する．

● 不穏や安静保持が困難な場合
① 血圧・疼痛コントロール困難によるものか，不安・恐怖の増強によるものかを判断する．
② 意識レベル，呼吸状態が悪化した場合は，気管挿管し人工呼吸器管理を行う場合がある．
③ 疼痛コントロールができているか確認する．
④ 精神的サポートに努め，疼痛や環境の変化に伴う不安・恐怖を軽減させる．

MEMO
大動脈解離の病型

大動脈解離は，解離（エントリー）の位置と解離の範囲によって以下のように分類される．

解離部位と範囲（→はエントリー部位，■は解離の範囲を表す）				
DeBakey分類（エントリーの位置と解離の範囲で分類）	Ⅰ型 エントリーは上行大動脈に限局し，解離は上行大動脈から腹部大動脈まで及ぶ	Ⅱ型 エントリー，解離ともに上行大動脈に限局している	Ⅲa型 エントリーは下行大動脈にあり，解離は胸部下行大動脈に限局している	Ⅲb型 エントリーは下行大動脈にあり，解離は下行大動脈から腹部大動脈まで及ぶ
Stanford分類（解離の範囲のみで分類）	A型 上行大動脈に解離がある		B型 上行大動脈に解離がない	

4-17　高血圧性心疾患

- 高血圧状態が長期に及ぶことで心臓の収縮期・拡張期の圧負荷の増大が起こる．
- 心肥大や心筋リモデリングの進展により冠動脈疾患，心不全，不整脈，突然死などが生じる．
- 心肥大，心筋線維化によって左心室拡張機能の障害がみとめられる．
- 他疾患（脳血管障害，糖尿病，動脈硬化症，腎臓病など）を合併している場合が多い．

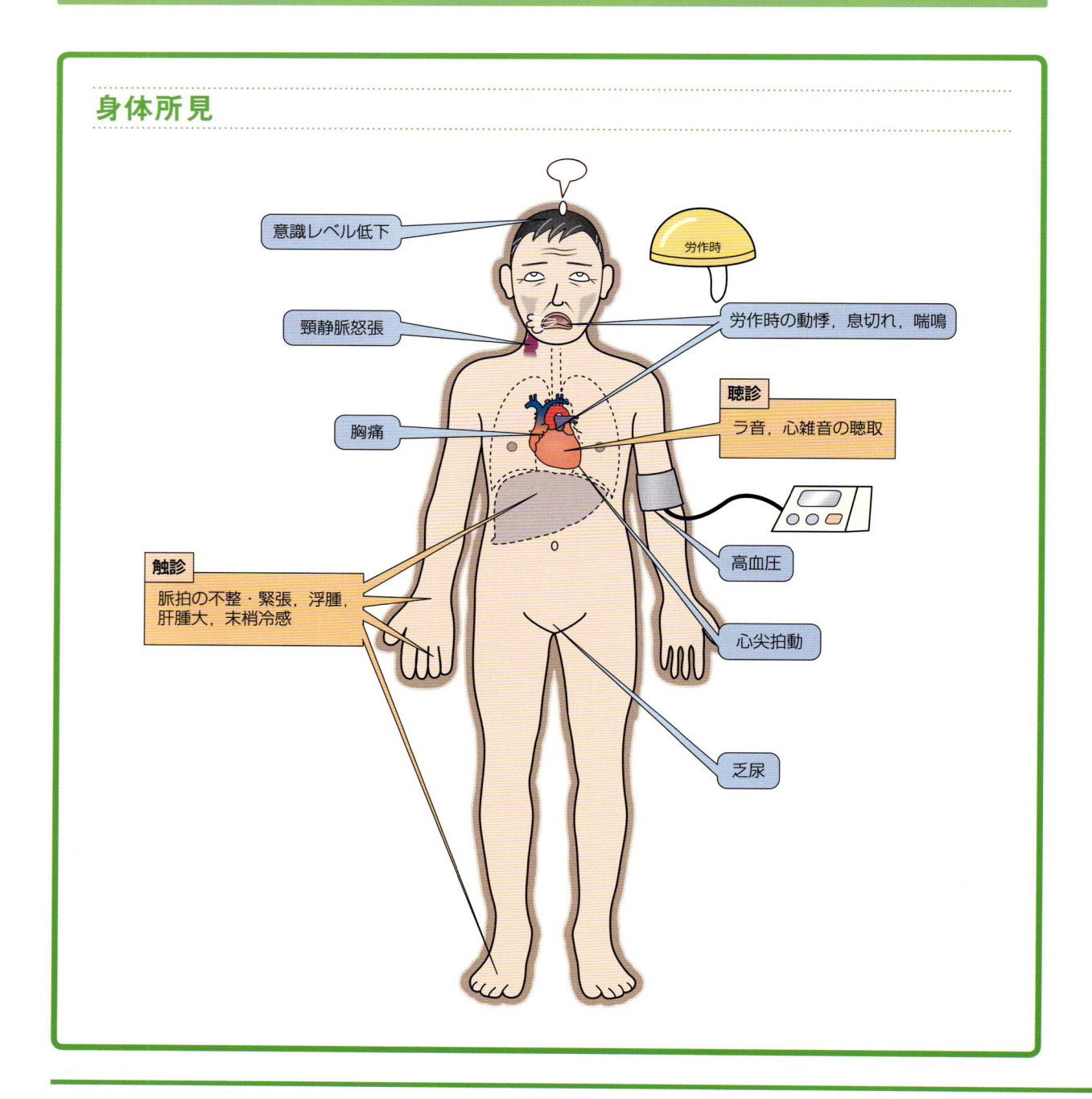

身体所見

- 意識レベル低下
- 頸静脈怒張
- 胸痛
- 労作時の動悸，息切れ，喘鳴
- 労作時
- **聴診**：ラ音，心雑音の聴取
- 高血圧
- 心尖拍動
- 乏尿
- **触診**：脈拍の不整・緊張，浮腫，肝腫大，末梢冷感

検査

- 血圧測定：降圧療法の評価.
- 心電図：虚血性変化, 心肥大による変化.
- 心エコー：壁運動異常の有無（収縮不全, 拡張不全）.
- 胸部X線：心拡大の有無.
- 心臓カテーテル検査：冠動脈病変の有無, 左心室機能の評価.
- 心筋生検：心筋線維の異常.

治療

- 降圧療法：原則として140/90mmHg未満を降圧目標値とする.
- 生活習慣の修正：減塩, 運動, 適正体重の維持, 節酒, 禁煙, 防寒, 情動ストレスの管理など.

看護のポイント

- **血圧コントロール不良の場合**
① 服薬コンプライアンスが低い可能性を考慮して対応する.
② 生活パターンと服薬行動を確認する.
③ 疾患に対する認識を確認する.
④ 降圧薬の必要性について指導する.
- **呼吸困難が増悪した場合**
① 心不全の急性増悪の可能性を考慮して対応する.
② 血圧のコントロール状況を確認する.
③ 心機能の程度に合った身体活動レベルのバランスを確認する.
④ 喫煙や暴飲暴食などの生活管理状況を確認し, 指導する.
- **胸痛が出現した場合**
① 虚血性心疾患の可能性を考慮して対応する.
② 胸痛が出現したときの状況, 胸痛の部位と程度を確認する.
③ 心電図によるST変化の有無を確認する
④ 安静と薬物療法による効果を確認する.

Column　重要なのはアセスメントとチームアプローチ

　高血圧性心疾患は, 高血圧を起因とする疾患であるが, 高血圧は特有の自覚症状がないため, 長い間放置されやすい. また高血圧の危険因子は, 高齢, 脂質異常, 喫煙, 肥満, 遺伝, 糖尿病予備群, ストレス, 塩分過多など多様である. これらは, いわゆる生活習慣病と称され, 患者自身に病識がない場合が多い. なかでも食生活は, 近年の家族形態の変化や地域性が密接に関係している. このように高血圧性心疾患患者へのアプローチは, 疾患に対する理解度や患者背景を注意深くアセスメントし, 他職種（医師, 看護師とともに薬剤師や栄養士, 理学療法士など）と連携してチーム医療を提供していくことが大切である.

索引

【記号・数字・欧文】

% FS	76
AF	44
AFL	44
air bronchognam	55
akinesis	72
AoD	75
AP	11
A-P	53
anterior-posterior	53
AR	69
aortic regurgitation	69
AS	70
aortic stenosis	70
asynergy	76
atrial contraction flow	75
AV	3
AVO	75
BNP	127
brightness mode	63
butterfly shadow	127
Bモード	63
Ca拮抗薬	104
CABG	104,107
CI	93
CO	93
coarse crackle	32
CPK	106
CPK-MB	106
CRT	119
CTR	54
CVP	93
DCA	104
DCM	71,118
dilatation	76
dilated cardiomyopathy	71
DcT	75
DeBakey分類	135
deceleration time	75
doppler mode	63
dyskinesis	72
Dモード	63
EF	7
fine crackle	32
Forrester分類	97,111
GOT	106
GPT	106
H-FABP	106
HCM	71,118
hypertrophic cardiomyopathy	71
HOCM	119
hypertrophy	76
hypokinesis	72
IABP	59,127
IVST	76
kerly線	55
Kerly B line	127
LA	3
LAD	76,86
left anterior descending coronary artery branch	86
LAP	11
LCA	9,86
left coronary artery	86
LCX	9,87
left circumflex coronary artery branch	87
LDH	106
LMT	86
left main trunk	86
LV	3
LVEF	127
LVIDd	76
LVP	11
MONA	107
motion mode	63
MR	68
mitral regurgitation	68
MV	3
MVP	123
MVR	123
Mモード	63
non-sustained VT	45
P-A	53
PAC	40
PAP	11,93
PAWP	11,93
PCI	104,107
POBA	104,107
posteroanterior view	53
PQ時間	36,38
PSVT	45
PTMC	123
PTSMA	119
PV	3
PVC	40
PVR	93
PVRI	93
PWT	76
P波	36
P波の幅	38
QRS時間	36,38
QRS波	36
QT時間	36,38
RA	3
RAP	11,93
RCA	9,50,86
right coronary artery	86
rhonchi	32
RV	3
RVP	11
SA block	41
SAVES	102
Sellers分類	123
sinus arrest	41
SSS	46
ST	36
Stanford分類	135
Stevenson & Nohria分類	111
Stevenson分類	127
supine view	53
sustained VT	45
SV̄O₂	93
SVR	93
SVRI	93
thrill	29
TIMI分類	89
TV	3
vanishing tumor	55
viability	77
Vf	46
VT	45
wheeze	32

【あ】

アスピリン	104

【い】

異型狭心症	103
異常心音	28
Ⅰ音	27
Ⅰ度房室ブロック	41
一方向性冠動脈粥腫切除術	104
いびき様音	32

【う】

ウェンケバッハ型	42
右心室	3
右室圧	11
右心不全	23
右心房	3,87
右房圧	11,93

【え】

壊死	48

【お】

横隔膜	52
オスラー結節	114

【か】

拡張	22
拡張型心筋症	71,118
拡張期雑音	29
拡張早期血流	75
拡張早期雑音	29
拡張中期雑音	29
拡大	76
下肢の浮腫	120
過剰心音	28
下大静脈	3
カリウムチャネル開口薬	104
間欠性跛行	130
還元ヘモグロビン	18
間質性肺水腫	55
肝腫大	23
肝性浮腫	23
完全房室ブロック	43
冠動脈	79
冠動脈疾患	136

冠動脈ステント ― 104
冠動脈の解剖 ― 85
冠動脈の攣縮 ― 103,104
冠動脈バイパス術 ― 104,107
冠動脈バルーン拡張術 ― 104,107
冠攣縮性（異型）狭心症 ― 103

【き】
気管呼吸音 ― 32
気管支呼吸音 ― 32
起座呼吸 ― 126
器質・機能的病変 ― 85
奇脈 ― 21
急性心筋炎 ― 51
急性心膜炎 ― 51
胸骨 ― 37
胸水 ― 56
狭心症 ― 48,82
鏡像変化 ― 50
胸部大動脈瘤 ― 132
局所壁運動異常 ― 76
キリップ分類 ― 127

【く】
駆出期 ― 7
駆出率 ― 7

【け】
頸静脈怒張 ― 19
頸動脈 ― 20
経皮的冠動脈インターベーション ― 104,107
経皮的僧帽弁交連切開術 ― 123
経皮的中隔心筋焼灼術 ― 119
血性泡沫状痰 ― 126
結節間伝導路 ― 5

【こ】
抗凝固薬 ― 104
後脛骨動脈 ― 20
高血圧性心疾患 ― 136
抗血小板薬 ― 104
交互脈 ― 21
後枝 ― 5
高度房室ブロック ― 43
後負荷 ― 12
混合静脈血酸素飽和度 ― 93

【さ】
最大拍動点 ― 16
鎖骨中線 ― 37
左室拡張末期径 ― 76
左室駆出率 ― 127
左室後壁厚 ― 76
左室内径短縮率 ― 76
左室流入路血流速波形 ― 67
左心室 ― 3
左室圧 ― 11
左心室の下壁・後壁 ― 87
左心不全症状 ― 122
左心房 ― 3,87

左房圧 ― 11
左房径 ― 76
Ⅲ音 ― 28
三尖弁 ― 3,4
三尖弁逆流 ― 23
三尖弁輪縫縮術 ― 121
三尖弁膜症 ― 121
Ⅲ度房室ブロック ― 43

【し】
ジェンウェー斑 ― 114
刺激伝導系 ― 5
持続性頻拍 ― 45
膝窩動脈 ― 20
湿性ラ音 ― 126
縦隔 ― 52
収縮 ― 22
収縮期外方運動 ― 72
収縮期駆出性雑音 ― 29
収縮期逆流性雑音 ― 120
収縮期雑音 ― 29
収縮性心膜炎 ― 23
充満期 ― 7
粥腫 ― 104,105
粥状動脈硬化 ― 104
硝酸薬 ― 104
上大静脈 ― 3
小脈 ― 21
静脈還流 ― 11
静脈弁 ― 8
上腕動脈 ― 20
ショックの5P ― 110
徐脈頻脈症候群 ― 46
心音 ― 25
心外膜 ― 2
心胸郭比 ― 54
― の拡大 ― 54
心筋血流シンチグラフィ ― 77
心筋梗塞 ― 49,72,83,114
心筋細胞 ― 79
心筋生存能 ― 77
心係数 ― 93
心室細動 ― 46
心雑音 ― 29,114
心室性期外収縮 ― 40
心室性頻拍 ― 45
心室中隔 ― 3,87
心室中隔切除術 ― 119
心室中隔壁厚 ― 76
心周期 ― 7,22
浸潤影 ― 55
心性浮腫 ― 23
腎性浮腫 ― 23
振戦 ― 108
心尖拍動 ― 16
心尖部四腔像 ― 67
心臓再同期療法 ― 119
心内膜 ― 2
心囊液 ― 2
心拍出量 ― 12,93,96

― 出量の規定因子 ― 12
心拍数 ― 96
心拍動 ― 22
心不全症状 ― 114
心房細動 ― 44
心房収縮期 ― 7
心房性期外収縮 ― 40
心房粗動 ― 44

【す】
垂直面長軸断層像 ― 80
水平面長軸断層像 ― 80
水泡音 ― 32
スパズム ― 103,104
スリル ― 29,108

【せ】
正常心音 ― 27
前枝 ― 5
全収縮期雑音 ― 29
前収縮期雑音 ― 29
前負荷 ― 12

【そ】
爪下線状出血 ― 114
僧帽弁 ― 3,4
僧帽弁狭搾症 ― 123
僧帽弁形成術 ― 123
僧帽弁置換術 ― 123
僧帽弁閉鎖不全症 ― 68
足背動脈 ― 20
側副血行路 ― 85,89

【だ】
第2肋骨 ― 37
体血管抵抗 ― 93
体血管抵抗係数 ― 93
体循環と肺循環 ― 10
大腿動脈 ― 20
大動脈 ― 3
大動脈圧 ― 11
大動脈炎症候群 ― 130
大動脈径 ― 75
大動脈内バルーンパンピング ― 59
大動脈弁 ― 3,4
大動脈弁狭窄症 ― 70,124
大動脈弁口径 ― 75
大動脈弁閉鎖不全症 ― 69,125
体表面積 ― 96
大脈 ― 21
高安病 ― 130
短軸断層像 ― 79
断続性ラ音 ― 32

【ち】
チアノーゼ ― 17,18,126
中心静脈圧 ― 93,96,99
中心性チアノーゼ ― 18
聴診器 ― 24

索引

【て】
低収縮 — 72
笛様音 — 32

【と】
洞不全症候群 — 46
洞結節 — 5
橈骨動脈 — 20
洞停止 — 41,46
洞房結節 — 87
洞房ブロック — 41
動脈還流 — 11
動脈と静脈 — 8
動脈弁開放 — 7
動脈弁閉鎖 — 7
等容収縮期 — 7
等容弛緩期 — 7
トロポニンT — 106

【に】
II音 — 27
二重負荷 — 13,104
二段脈 — 21
II度 — 41
II度房室ブロック — 42
二峰性脈 — 21

【ね】
捻髪音 — 32

【の】
脳血管障害 — 136
嚢状大動脈瘤 — 132

【は】
肺うっ血 — 55
肺血管抵抗 — 93
肺血管抵抗係数 — 93
肺静脈 — 3
肺塞栓 — 74
肺動脈 — 3
肺動脈圧 — 11,93
肺動脈楔入圧 — 11,93,97
肺動脈弁 — 3
肺胞呼吸音 — 32
肺胞性肺水腫 — 55
肺門 — 52
肺野 — 52
バタフライ陰影 — 55

【ひ】
B型ナトリウム利尿ペプサド — 127
肥厚 — 76
非持続性頻拍 — 45
脾腫瘍 — 114
ヒス束 — 5
肥大型心筋症 — 71,118
左脚 — 5
左回旋枝 — 83

左冠状動脈 — 9
左冠動脈 — 86
左冠動脈回旋枝 — 87
左冠動脈主幹部 — 86
左冠動脈前下行枝 — 86
左前腋窩線 — 37
左前下行枝 — 83
左中腋窩線 — 37

【ふ】
不安定狭心症 — 103
副雑音 — 32
腹水貯留 — 120
腹部大動脈瘤 — 132
浮腫 — 23
プラーク — 104,105
プルキンエ線維 — 5

【へ】
平均動脈圧 — 96
閉塞型肥大型心筋症 — 119
β遮断薬 — 104
ヘパリン — 104
壁運動の評価 — 73
弁 — 25

【ほ】
傍胸骨短軸像 — 66
房室解離 — 43
房室結節 — 5,87
房室弁開放 — 7
房室弁閉鎖 — 7
紡錘状大動脈瘤 — 132
補助循環 — 127
発作性上室性頻拍 — 45
発作性夜間呼吸困難 — 126

【ま】
末梢性チアノーゼ — 18

【み】
右脚 — 5
右冠状動脈 — 9
右冠動脈 — 50,83,86
脈拍 — 20

【む】
無収縮 — 72

【も】
モービッツ型 — 42

【よ】
IV音 — 28

【リ】
粒状影 — 55

【れ】
連続性ラ音 — 32

【ろ】
労作性狭心症 — 102,103
ロータブレーター — 104
肋骨横隔膜角 — 52

フィジカルアセスメント　徹底ガイド
循環

2011年2月20日	初版第1刷発行
2012年9月10日	第2刷発行
2013年10月20日	第3刷発行
2015年9月15日	第4刷発行
2018年12月1日	第5刷発行
2025年2月20日	第6刷発行

編　集　三浦　稚郁子（みうら　ちかこ）
発行者　平田　直

発行所　株式会社 中山書店
〒113-8666　東京都文京区小日向4-2-6
TEL 03-3813-1100（代表）
https://www.nakayamashoten.jp/

装丁・デザイン　オオヤユキコ
DTP・印刷・製本　株式会社 公栄社
イラストレータ　伊東としお
カメラマン　丹羽　諭

Published by Nakayama Shoten Co.,Ltd.　Printed in Japan
ISBN 978-4-521-73181-0

落丁・乱丁の場合はお取り替え致します

・本書の複製権・上映権・譲渡権・公衆送信権（送信可能化権を含む）は株式会社中山書店が保有します．

JCOPY〈出版者著作権管理機構委託出版物〉

本書の無断複製は著作権法上での例外を除き禁じられています．複製される場合は，そのつど事前に，出版者著作権管理機構（電話 03-5244-5088，FAX 03-5244-5089，e-mail：info@jcopy.or.jp）の許諾を得てください．

本書をスキャン・デジタルデータ化するなどの複製を無許諾で行う行為は，著作権法上での限られた例外（「私的使用のための複製」など）を除き著作権法違反となります．なお，大学・病院・企業などにおいて，内部的に業務上使用する目的で上記の行為を行うことは，私的使用には該当せず違法です．また私的使用のためであっても，代行業者等の第三者に依頼して使用する本人以外の者が上記の行為を行うことは違法です．

ケアマニュアルシリーズ

ケアマニュアルシリーズに新刊登場!

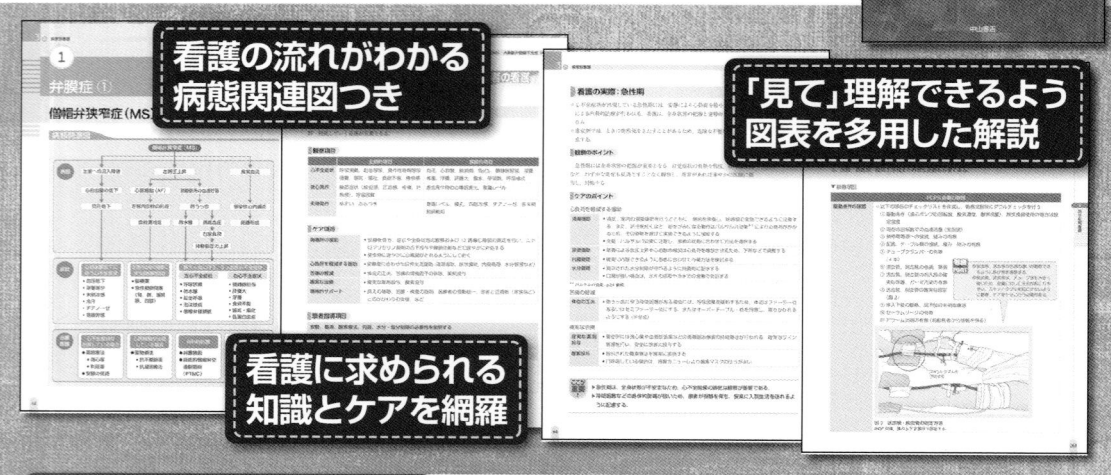

- 看護の流れがわかる病態関連図つき
- 「見て」理解できるよう図表を多用した解説
- 看護に求められる知識とケアを網羅

循環器看護ケアマニュアル 第2版
編　集●伊藤文代（国立循環器病研究センター看護部長）
医学監修●内藤博昭（国立循環器病研究センター病院長）
B5判／4色刷／368頁／定価（本体4,500円＋税）
ISBN978-4-521-73765-2

呼吸器看護ケアマニュアル
編　集●石原英樹（大阪府立呼吸器・アレルギー医療センター呼吸器内科主任部長）
　　　　竹川幸恵（大阪府立呼吸器・アレルギー医療センター慢性疾患看護専門看護師）
　　　　山川幸枝（大阪府立呼吸器・アレルギー医療センターがん看護専門看護師）
B5判／4色刷／320頁／定価（本体4,600円＋税）　ISBN978-4-521-73980-9

消化器看護ケアマニュアル
編　集●渡邊五朗（虎の門病院副院長　消化器外科部長）
　　　　宗村美江子（虎の門病院副院長　看護部長）
B5判／4色刷／304頁／定価（本体4,600円＋税）
ISBN978-4-521-73971-7

透析看護ケアマニュアル
編　集●川野良子（東京女子医科大学統括看護部長）
　　　　大橋信子（東京女子医科大学病院看護師長）
医学監修●秋葉　隆（東京女子医科大学腎臓病総合医療センター血液浄化療法科教授）
B5判／4色刷／336頁／定価（本体4,600円＋税）　ISBN978-4-521-73970-0

脳卒中看護ケアマニュアル
編　集●伊藤文代（国立循環器病研究センター看護部長）
医学監修●峰松一夫（国立循環器病研究センター副院長）
B5判／4色刷／336頁／定価（本体4,600円＋税）
ISBN978-4-521-74296-0

小児看護ケアマニュアル
編　集●国立成育医療研究センター看護部
医学監修●五十嵐隆（国立成育医療研究センター理事長）
B5判／4色刷／376頁／定価（本体4,600円＋税）
ISBN978-4-521-74297-7

中山書店　〒112-0006　東京都文京区小日向4-2-6　TEL 03-3813-1100　FAX 03-3816-1015
https://nakayamashoten.jp

これからのナースに実践してほしいこと
日野原重明から医療者へのメッセージ

全国約30か所で開催された中山書店CNEセミナーでの日野原先生講演の記録。看護の話にとどまらず、日野原先生の幅広い知識・蘊蓄も披露しており、講演の雰囲気そのままの優しい語り口調で、読みやすい。

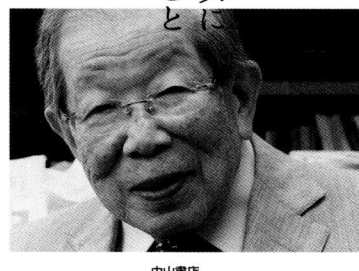

著● 日野原重明

四六判／並製／192頁
定価（本体2,200円＋税）
ISBN978-4-521-74574-9

▶本文より

血圧を測るのは医学だと思うのは間違いです。体温は患者さんが測っているじゃないですか。そしてお医者さんが患者さんに「熱は何度ありました？」と訊きますよね。体温は測ってなぜ血圧は測らないのでしょう？

熱がある患者というのは、熱を大切にしてほしいんです。「熱なんかありません」と言ったら捨てるような言い方でしょう。せめて「熱はありませんよ」とやさしく言ってほしいですね。

案外最新情報が漏れている研修医もいますから、皆さんが間違いに気づいた際には「先生、そうではないようですよ」と、勇気を持って言えばいいんです。遠慮する必要はありません。

命というのは長さではないんです。がんであと1週間しか生きられないターミナルなときでも、「今日をどうよく生きるか」ということは必要であって、決して長さではありません。クオリティを高くするために、医学や看護は何をすべきか。私たちみんなが問われています。

CONTENTS

- 1章 ナースがプライマリ・ケアを担う時代がやってくる
- 2章 ナースに大切なのは明るさ、そして機転
- 3章 看護も変わらないと時代遅れになる
- 4章 首から下げてる聴診器は使うためにある
- 5章 バイタル・サインは生きてる証拠
- 6章 看護を支えるための大きな医学をしっかり学ぼう

中山書店　〒112-0006 東京都文京区小日向4-2-6　TEL 03-3813-1100　FAX 03-3816-1015
https://www.nakayamashoten.jp/

ケアにつながるアセスメント技術を身につける！

フィジカルアセスメント
徹底ガイド
呼吸 第2版

編著◎ 高橋仁美（福島県立医科大学保健科学部理学療法学科）
　　　佐藤一洋（秋田大学大学院医学系研究科呼吸器内科学）

B5変型判／並製／160頁
定価3,300円（3,000円＋税）
ISBN 978-4-521-74830-6

フィジカルアセスメントのなかでも重要度が高い"呼吸"を取り上げ，アセスメントに必要な知識とその技術を豊富な写真・イラストで解説．改訂では，呼吸困難の指標や問診のポイント，臨床で活きるcolumn等を追加した．

CONTENTS

1章 呼吸器の解剖と生理
- 1-1 体表解剖（肺葉の位置）
- 1-2 肺区域と肺葉気管支
- 1-3 呼吸器のしくみと働き
- 1-4 ガスの交換と運搬

2章 フィジカルアセスメントの実際
- 2-1 問診
- 2-2 視診
- 2-3 触診
- 2-4 打診
- 2-5 聴診

3章 フィジカルアセスメントに必要な検査
- 3-1 画像検査（X線）
- 3-2 呼吸機能の評価
- 3-3 血液ガス分析

4章 代表疾患のフィジカルアセスメント
- 4-1 慢性閉塞性肺疾患（COPD）
- 4-2 気管支喘息
- 4-3 肺結核後遺症
- 4-4 間質性肺炎
- 4-5 びまん性汎細気管支炎
- 4-6 気管支拡張症
- 4-7 急性呼吸促迫症候群（ARDS）
- 4-8 胸水貯留
- 4-9 肺炎
- 4-10 無気肺

Column
- ●解剖豆知識～斜裂の位置
- ●肺区域と体位の関係
- ●気道は末梢にいくほど細くなる
- ●解剖豆知識～第7頸椎棘突起／第11肋骨と12肋骨の触診法
- ●呼吸数を評価するときは深さにも注意する！～換気量と肺胞換気量
- ●乳幼児の呼吸器の特徴と加齢に伴う呼吸器への影響
- ●分圧の単位
- ●フィジカルアセスメントは患者さんとの信頼関係を築く一歩
- ●フィジカルアセスメントの手順
- ●打診は自分の身体で練習できる
- ●呼吸音のダイアグラム
- ●臨床での聴診で重要なこと
- ●聴診器のはじまり
- ●聴診を練習するときは人の胸を貸してもらおう！
- ●問診のコツ
- ●室内の温度・湿度と呼吸器疾患
- ●慢性呼吸不全患者の急性増悪への対応
- ●喫煙とCOPD
- ●ダニと気管支喘息
- ●慢性呼吸不全患者の急性増悪の予防

中山書店　〒112-0006 東京都文京区小日向4-2-6　TEL 03-3813-1100　FAX 03-3816-1015
https://www.nakayamashoten.jp/